全国卫生产业企业管理协会治未病分会
中国民族医药学会医史文化分会　联合组织编写
中关村炎黄中医药科技创新联盟

话说国医

广西卷

丛书总主编　温长路
本 书 主 编　黄海波

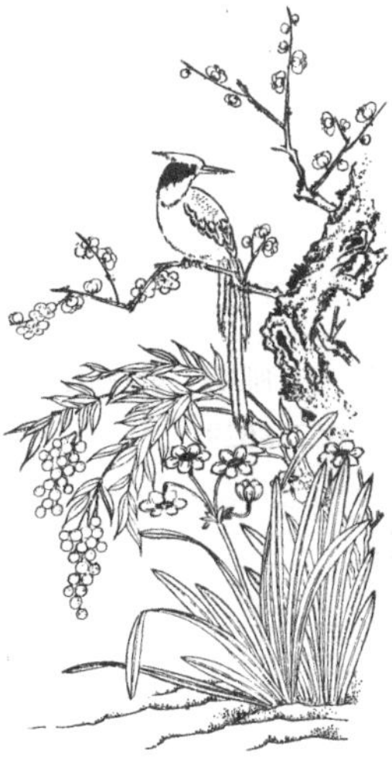

河南科学技术出版社
·郑州·

图书在版编目（CIP）数据

话说国医．广西卷/黄海波主编．—郑州：河南科学技术出版社，2017.1
ISBN 978-7-5349-8015-2

Ⅰ.①话…　Ⅱ.①黄…　Ⅲ.①中医学-医学史-广西省　Ⅳ.①R-092

中国版本图书馆 CIP 数据核字（2015）第 303343 号

出版发行：河南科学技术出版社
地址：郑州市经五路 66 号　邮编：450002
电话：（0371）65788613　65788629
网址：www.hnstp.cn
策划编辑：马艳茹　高　杨　吴　沛
责任编辑：邓　为
责任校对：李振方
封面设计：张　伟
版式设计：王　歌
责任印制：张　巍
印　　刷：河南新华印刷集团有限公司
经　　销：全国新华书店
幅面尺寸：185 mm×260 mm　印张：11.5　字数：172 千字
版　　次：2017 年 1 月第 1 版　2017 年 1 月第 1 次印刷
定　　价：47.00 元

本书编写人员名单

主　编　黄海波

编　委　黄海波　张　岚

罗　婕　员晓云

总　序

国医，是人们对传统中国医学的一种称谓，包括以汉民族为主体传播的中医学和以其他各不同民族为主体传播的民族医学，与现代习惯上的“中医学”称谓具有相同的意义。她伴随着数千年来人们生存、生活、生命的全过程，在实践中历练、积累，在丰富中沉淀、完善，逐渐形成了具有中国哲学理念、文化元素、科学内涵的，在世界传统医学领域内独树一帜的理论体系，为中华民族乃至全世界人民的健康做出了重大贡献。

中医具有鲜明的民族特征和地域特色，以其独特的方式生动展示着以中国为代表的、包括周边一些地区在内的东方文化的历史变迁、风土人情、生活方式、行为规范、思维艺术和价值观念等，成为中国优秀传统文化的有机组成部分和杰出代表，从一个侧面构建和传承了悠久、厚重的中国传统文化。自岐黄论道、神农尝百草、伏羲制九针开始，她一路走来，“如切如磋，如琢如磨”（《诗经·国风·卫风》），经过千锤百炼，逐渐形成了包括养生文化、诊疗文化、本草文化等在内的完整的生命科学体系，也是迄今世界上唯一能够存续数千年而不竭的生生不息的医学宝藏。

中国幅员辽阔，在不同的区域内，无论是地貌、气候还是人文、风情，都存在着较大差异。因此，在长期发展过程中也形成了具有相同主旨而又具不同特质的中医药文化。其方法的多样性、内容的复杂性、操作的灵活性，都是其他学科不可比拟也不能替代的。在世人逐渐把目光聚焦于中国文化的今天，国学之风热遍全球。国学的核心理念，不仅存在于经典的字句之中，重要的是蕴结于中国人铮铮向上的精神之中。这种“向上之气来自信仰，对文化的信仰，对人性的信赖”（庄世焘《坐在人生的边上——杨绛先生百岁答问》），是对文化传统的认知和共鸣。“文化传统，可分为大传统和小传统。所谓大传统，是指那些与国家的政治发展有关的文化内容，比如中国汉代以后的五行学说，就属于大传统。”（李河《黄帝文化莫成村办旅游》）无疑，中医是属于大传统范畴的。中国文化要全面复兴，就不能不问道于中医，不能失却对中医的信仰。要准确地把握中医药文化的罗盘，有必要对中医学孕育、形成、发展的全过程进行一次系统的梳理和总结，以从不同的地域、不同的视角、不同的画面全方位地展示中医学的深邃内涵和学术精华，为中医学的可持续发展，特别是众多学术流派的研究提供更多可信、可靠、可用的证据，为促进世界各国人民对中医更深层次的了解、认同和接受，为文化强国、富国战略的实施和中医走向世界做出更大的贡献。如此，就有了这个组织编撰大型中医药文化丛书《话说国医》的想法和策划，有了这个牵动全国中医学术界众多学者参与和未来可能影响全国众多读者眼球的举动。

《话说国医》丛书，以省（直辖市、自治区）为单位，每省（直辖市、自治区）自成一卷，分批、分期，陆续推出。丛书分则可审视多区域内的中医步履，合则能鸟瞰全国中医学之概观。按照几经论证、修改、完善过的统一范式组织编写。丛书的每卷分为以下四个部分：

第一部分——长河掠影。讲述中医从数千年的历史中走来，如何顺利穿越历史的隧道，贯通历史与现实连接的链条，是每卷的开山之篇。本篇从大中医概念入手，着眼于对各省（直辖市、自治区）与中医药发展重大历史事件关系的描述，既浓彩重笔集中刻画中医药在各地的发展状况和沧桑变迁的事实，又画龙点睛重点勾勒出中医学发展与各地政治、经济、文化的多重联系。在强调突出鲜明思想性的原则下，抓住要领、理出线条、总结规律、突出特色，纵横历史长河，概说中医源流，彰显中医药文化布散于各地的亮点。

第二部分——历史人物。该部分是对各地有代表性的中医药历史人物的褒奖之篇。除简要介绍他们的生卒年代、学术履历、社会交往等一般项目外，重点描述他们的学术思想、学术成就和社会影响。坚持按照史学家的原则，实事求是，秉笔直书，不盲目夸大，也不妄自菲薄，同时跳出史学家的叙述方式，用文学的手法将人物写活，把故事讲生动。其中也收入了一些有根据的逸闻趣事，并配合相关图片，以增加作品的趣味性和可读性，拉近古代医家与现代读者的距离。

第三部分——往事如碑。该部分表现的主题是在中国医学史上值得记上一笔的重大事件：第一，突出表现自然灾害、战争、突发疫病等与中医药的关系及其对医学发展的客观作用；第二，重点反映中医地域特色、不同时期的学术流派、药材种植技术与道地药材的形成等对中医药理论与实践传承的影响；第三，认真总结中医药在各个历史时期对政治、经济、文化生活等产生的积极作用。以充分的史料为依据，把中医药放到自然的大环境、社会的大背景下去考量，以充分显示她的普适性和人民性。

第四部分——百年沉浮。即对 1840 年以来中医药发展概况的回顾和陈述，特别关注在医学史上研究相对比较薄弱的民国时期中医药的发展状况，包括中医的存废之争、西学东渐对中医的挑战和影响，以及新中国成立、中医春天到来后中医药快速发展的情况和学术成就等。梁启超说："凡在社会秩序安宁、物力丰盛的时候，学问都从分析整理一路发展。"（《中国近三百年学术史》）通过对不同阶段主要历史事实的综合和比对，借镜鉴、辨是非、放视野、明目标，以利于中医未来美好篇章的谱写。

作为中医药文化丛书，《话说国医》致力于处理好指导思想一元化与文化形式多样性的关系。在写作风格上，坚持以中医科学性、思想性、知识性为导向，同时注重在文化性、趣味性、可读性上下功夫，以深入浅出的解读、趣味横生的故事、清晰流畅的阐释，图文并举，文表相间，全方位勾画出一幅中医学伟大、宏观、细腻、实用的全景式长卷。参加本书编纂的人员，都是从全国各地遴选出的中医药文化研究领域内的中青年中医药学者，他们头脑清、思维新、学识广、笔头快，在业内和社会上有较大影响和较高声誉，相信由他们组成的这支队伍共同驾驭下的这艘中医药文化航母，一定会破浪远航，受到广大读者的支持和欢迎！

丛书在全国大部分省、市、自治区全面开始运作之际，写上这些话，也算与编者、作者的一种交流，以期在编写过程中能对明晰主旨、统一认识、规范程序起到些许作用；待付梓之时，就权作为序吧！

温长路

2012 年 12 月于北京

目 录

长河掠影

历史人物

往事如碑

79

百年浮沉

115

长河掠影

八桂中医史话

“八桂”名称之由

1. 八桂之乡，桂树成林

“八桂”之名出《山海经·海内南经》：“桂林八树。”郭璞注：“八树而成林，言其大也。”而桂林是桂树之乡，故桂林有“八桂”之称，后代文人也多用“八桂”代称桂林。南朝·梁·沈约《齐司空柳世隆行状》：“临姑苏而想八桂，登衡山而望九疑。”唐·韩愈《送桂州严大夫》诗：“苍苍森八桂，兹地在湘南。”此“湘南”正是指桂林地区。明·杨基《忆弟》诗：“青州信息稀，八桂音书绝。”此“八桂”亦指桂林地区。宋·周去非《岭南代答·桂》：“南方号桂海，秦取百粤，号曰桂林。桂之所产，古以名地。”从历代史书典籍与文人墨客诗文可知，桂林以桂树繁茂，郁郁成林而得名；又因广西自古盛产肉桂，历代文人常以“八桂”咏喻广西，唐代以后，“八桂”便成为广西的专称，现简称“桂”。因“南方号桂海”，宋·范成大有关广西杂记之书《桂海虞衡志》，亦冠名以“桂海”，此亦广西的代称。广西的别称除八桂、桂海外，又有交趾（交阯）、西州、广右、岭右、粤右、粤西、西粤等，沿用至今的主要有“桂”“桂海”“八桂”等。

桂林山水甲天下，桂林风水亦吉祥。范成大《桂海虞衡志·杂志》：“癸水，桂林有古记，父老传诵之，略曰：‘癸水绕东城，永不见刀兵。’癸水，漓江也。”

《岭南代答·癸水》亦记漓江是风水宝地，“赖有癸水绕东城，永不见刀兵。”故“五代、靖康之乱，大盗满四方，独不至静江，风水之说，固有验矣。昔于城东北角，沟漓水绕城而西……于沟口伏波岩之下，八桂堂之前，创为危亭，名以癸水。此沟未废，桂人屡有登科”。

2. 八桂地域，州郡范围

广西位于中国南部边疆，是中国5个少数民族自治区之一。广西亦名交阯、西州等，其范围包括桂林郡、南海郡和象郡的部分地区。《后汉书·南蛮西南夷列传》：“及楚子称霸，朝贡百越。秦并天下，威服蛮夷，始开领外，置南海、桂林、象郡。汉兴，尉佗自立为南越王，传国五世。至武帝元鼎五年，遂灭之，分置九郡，交阯刺史领焉。”故交阯刺史总领桂林郡、南海郡和象郡三郡。“桂林郡”在秦代时是指现在的桂平，现在的桂平也是当时“桂林郡”的郡治所在；广西的大部分地区属桂林郡所辖，故桂林郡之“桂”字后来演变成为广西的代称。秦时象郡管辖今广西西部及越南中北部，与桂林郡和南海郡两郡合为岭南地区的三郡。《后汉书·马援列传》亦记载马援在交阯，“玺书拜援伏波将军……伏波将军新息侯马援，拔自西州”。此记载马援在“西州”，即“交阯”提拔为“伏波将军”。唐太宗贞观后，全国分为10个道，广西属岭南道；咸通三年（862年）南道分为东、西两道，广西为岭南西道，治所在邕州（即今天的南宁），基本形成了广西后来行政区域的轮廓。宋时全国分为15路，广西地方称广南西路，简称广西路，广西之称由此开始。

历代桂医概况

1. 广西历史简况

广西历史悠久，早在四五万年前旧石器时代晚期，就有“柳江人”和“麒麟山人”在此劳作生息。秦始皇统一岭南后，开凿灵渠，把长江与珠江两条水系连接起来，促进了广西与中原经济和文化的交流。汉代，苍梧、布山、合浦就有了商贸集市，合浦成为海外贸易港口；唐代，桂州、柳州、邕州、容州城乡出现定期圩市；宋代，出现与交阯商人展开货物交换的博易场；明清时，广西采矿业有了很大发展，主要是金、银、铜、铅、锡、铁等矿。据统计，清顺治六年至十八年报开的矿场达127处，居全国第3位。

2. 广西中医简况

早在远古时代，广西就出现了与生产活动和防治疾病相关的医疗卫生活动，广西土著先民很早就使用砭针、陶针、骨针治病。周朝末年至春秋之际，包括广西在内的瓯骆地区的社会发展开始步入金属时代。金属的冶炼，不仅使广西土著先民的文化生活向前迈进了一步，而且使针刺治疗工具也有了改进，当时已有青铜浅刺针的使用，其针刺等治疗方法在春秋战国时已盛行。汉代又有了绞索状针柄的银质针灸针的使用。广西武鸣县马头乡西周至春秋古墓中，出土了两枚精致的青铜针，据考证是广西土著先民的针刺工具，反映了广西古代医药成就与社会发展的密切联系。三国、两晋时期，广西先后属吴交州（治番禺）、广州、高州；郡、县已设置医学博士官员，综理地方卫生行政。

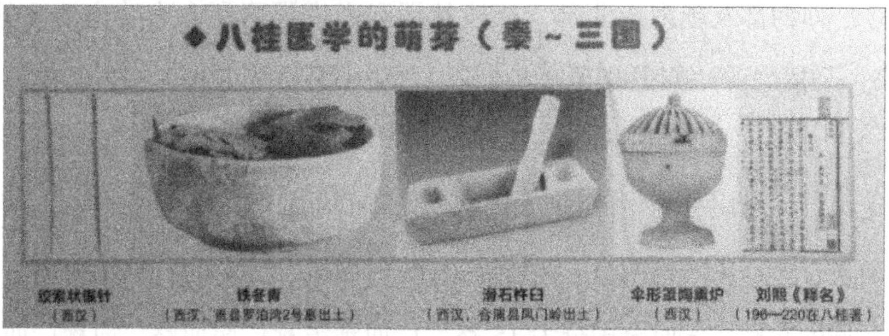

八桂医学的萌芽（秦~三国）

晋代葛洪《肘后方》及宋代周去非《岭外代答》等古籍记载了广西先民治疗疾病的独特经验和方法，诸如使用针灸治疗“热瘴”等病的方法和经验。唐代以来，中医经典著作、理论和治疗技术逐步广泛应用；同时，地方官员针对居民有病求神不求医的风俗，搜集医病验方，著书立说、刻石建碑，运用行政手段倡导用医药防病治病，在医药事业发展中发挥了重要的作用。

北宋庆历年间（1041—1048），宜山推官和画工在宜山解剖尸体56具，绘下《欧希范五脏图》，这是中国医学史上第一张实绘的人体解剖图。宋代针刺疗法基本使用金属针。元代湖广置官医提举司，掌管府、州、县的医学行政事宜。明代，广西

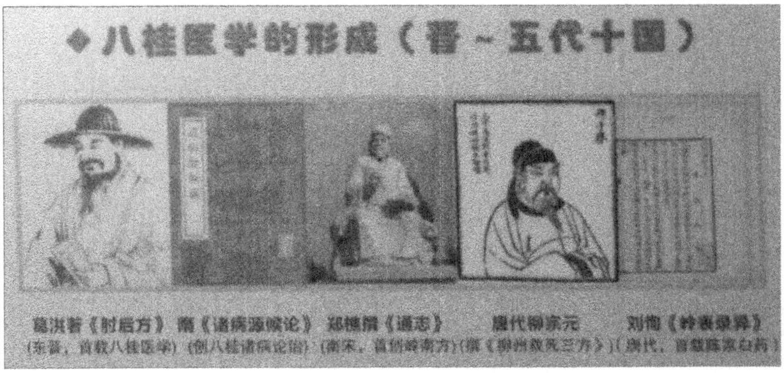

八桂医学的形成（晋~五代十国）

的府、州、县设有医学署。明末清初，祖国医学理论体系和诊疗方法在广西已占主导地位，四诊八纲、阴阳辨证、五轮八廓、子午流注、灵龟八法、按摩推拿、气功点穴、导引按蹻、手法正骨、中药方剂等诊疗技法和治疗手段已广泛应用。广西在针灸学、卫生防疫、医疗临床、药物学等方面，已略具雏形，以后又创制了许多验方、秘方，发展了角疗、针挑、陶针等医疗技术。壮族医疗的望诊、脉诊、甲诊等医疗技术已普遍应用。因受壮族传统文化的影响，“八桂医学流派”的形成与发展，有着壮医药文化的特色。民间使用炉甘石、三七、山药、天花粉、罗汉果、艾纳香、马尾伸筋草、石花锦蛇和红毛鸡等天然药物治病。清乾隆末年（1795 年），南宁城西开办梁仁济堂制药作坊，研制万应药膏和琥珀保婴丹，远近驰名。

广西地处我国大陆沿海的西南端，境内有壮、汉、瑶、苗、侗、仫佬、毛南、回、彝、京、水和仡佬 12 个民族。其中壮医药、瑶医药等，均有其特色。

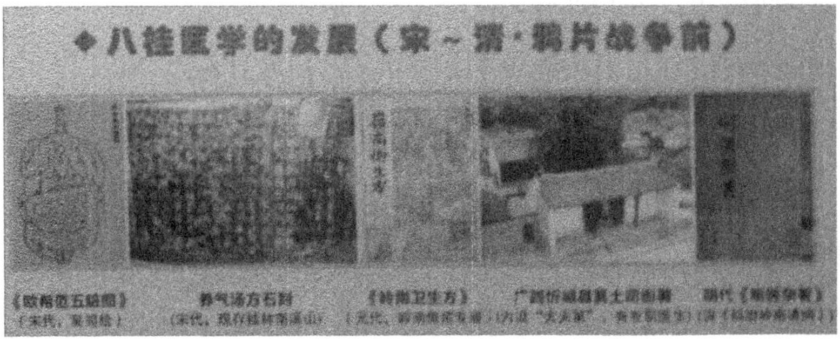

八桂医学的发展（宋~清·鸦片战争前）

壮医药史话

壮民历史

1. 古籍所载壮族先民

有文字记载的壮族先民，可以追溯到先秦时期的“濮族”和“百越”。“百越”的各个支系，包括广西北部的“西瓯越”及广西西南部的“骆越”。《史记·南越列传》：“陀因此以兵威边，财物赂遗闽越、西瓯、骆，役属焉。”“骆”，裴骃集解引《汉书音义》曰：“骆越也。”骆越与西瓯是构成今天壮族的两个主要支系，他们创造了灿烂的稻作文明。今天壮族传承的古代文化，在很多方面是西瓯、骆越人创造的。骆越方国创造了稻作文化、大石铲文化、龙母文化、青铜文化、青铜文化中的铜鼓文化、花山文化，等等。在今南宁市范围，发掘出了骆越人祖先留下的十四处贝丘遗址，从中出土了一万年前的原始石磨盘、石杵、石磨棒等稻谷的脱壳工具，其中南宁市亭子圩遗址出土的这类工具，经测定，是 11 000 年前制造的。年代仅次于湖南道县。壮族苍梧部祖先留下的 12 000~20 000 年前的炭化稻粒，比江西万年县的一万年稻谷遗址早 1 000 年。到了骆田时代，骆越人对境内的田畴整治已卓有成效，已经会根据潮水的涨缩选择田块。

东汉以后，西瓯、骆越名称逐渐消失，继而出现“乌浒”“俚”“僮”“土”“俍”等称呼。《后汉书·南蛮传·乌浒》李贤注引万震《南州异物志》：“乌浒……在广州之南，交州之北。”唐·苏敬《新修本草·人屎》：“交广俚人用焦铜为箭镞，射人才伤皮便死，唯饮粪汁即差。”此“乌浒”“俚人”皆为壮族人。而在医事活动中，“壮医”早期之称也有记载，如：宋·范成大《桂海虞衡志·杂志》：“两江水土尤恶，一岁无时无瘴：春曰青草瘴，夏曰黄梅瘴，六七月曰新禾瘴，八九月曰黄茅瘴。土人以黄茅瘴为尤毒。”民国·刘锡蕃《岭表纪蛮·杂述》：“蛮人以草药医治跌打损伤，及痈疽疮毒外科一切杂疾，每有奇效。”所言“土人”“蛮人”皆指民间壮医。

2. 铜鼓文化

《岭南代答·铜鼓》：“广西土中铜鼓，耕者屡得之。其制正圆而平其面，曲其腰，状如烘篮，又类宣座。面有五蟾，分踞其上，蟾皆累蹲，一大一小相负也。周围款识，其圆纹为古钱，其方纹如织簟，或为人形，或如琰璧，或尖如浮屠，如玉林，或斜如豕牙，如鹿耳，各以其环成章。合其众纹，大类细画圆阵之形，工巧微密，可以玩好。铜鼓大者阔七尺，小者三尺，所在神祠佛寺皆有之，州县用以为更点。交趾尝私买以归，复埋于山，未知其何义也。按《广州记》云：‘俚獠铸铜为鼓，唯以高大为贵，面阔丈余。’不知所铸果在何时。按，马援征交阯，得骆越铜鼓，铸为马。或谓铜鼓铸在西京以前。此虽非三代彝器，谓铸当三代时可也。亦有极小铜鼓，方二尺许者，极可爱玩，类为士夫搜求无遗矣。”

就现有资料而言，壮族铸造和使用铜鼓已有 2 000 多年的历史。迄今，在壮族地区的绝大多数县份已发掘出不同时期的铜鼓。铜鼓的类型很多，大小不一。鼓面圆平，鼓身中空无底，装饰着各种图案花纹。从冶炼技术和造型技术来看，在广西田东县锅盖岭出土的属于战国时期的铜鼓，在广西贵县、西林县出土的属西汉时期的铜鼓，均已达到相当高的水平。

骆越人的青铜技艺有很高的水平，他们所制造的灵山型、冷水冲型、晋宁型铜鼓，是铜鼓鼎盛期的产物，是八型铜鼓中的顶级产品，代表了铜鼓技艺的最高水平。铜鼓高大厚重，设计奇巧，工艺精湛，花纹繁缛。鼓面上的青蛙立雕，一反青蛙 45 度蹲势，脊梁与鼓面平行，臀部隆起如猛狮，身上饰以稻穗纹，这一画龙点睛之笔，正是骆越人对稻作文化贡献的特别标记。鼓面上的太阳纹告诉我们，

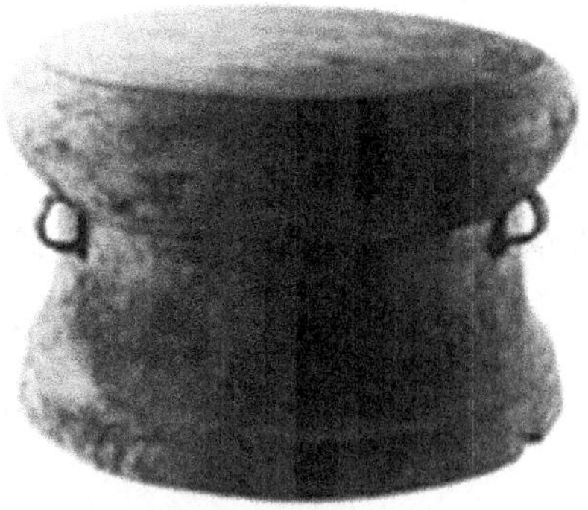
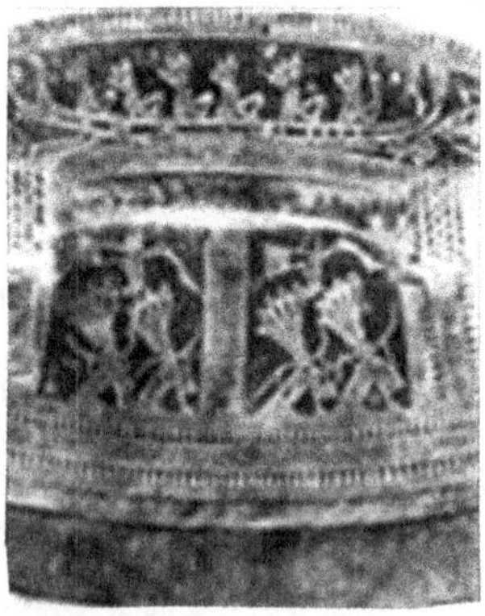

图为贵县（今贵港市）西汉墓出土的铜鼓及其舞蹈图案。铜鼓是岭南一带土著居民的常用乐器，亦是权力象征的礼器

骆越人有自己的欧几里得，公元前他们就能够在鼓面上表现出分割圆法。骆越人制造的镦、圆形器、牛首提梁卣、钟、靴形钺等青铜器，都有很高的水平，尤其是牛首提梁卣，设计精巧，卣纽和卣腹上四头圜眼圆睁的水牛头，堪称一绝。

铜鼎在古代有着多重的社会文化功能，有专家认为，铜鼓比铜鼎具有更丰富的社会文化功能。铜鼓作为打击乐器问世，又作为权力象征的礼器，具有传递信息、指挥军阵的功能。铜鼓还可用以赛神、祭祀，同时也是财富的象征。《宋史·西南溪峒诸蛮传》记载："雍熙元年，黔南言溪峒夷獠疾病，击铜鼓沙罗以祀神鬼，诏释其铜禁。"铜鼎和铜鼓当是同一个祖先，而铜鼓文化比铜鼎文化占有更广阔的空间。数以千计的铜鼓出土于中国南方及东南亚地区，其"铸铜为之，虚其一面，覆而击其上"，极具地域特色。

壮医药的萌芽

广西是壮族同胞的聚集地。壮族是我国目前人口最多的一个少数民族，也是世界上人口超过 1 000 万的 60 个民族之一。在漫长的历史发展过程中，壮民族创造了丰富多彩、独具特色的文化。据考古资料考证，广西最早的民间医疗活动始于新石器时代，至先秦时期壮族先民在采集植物的生产中，已能识别草药而用于外敷或内服，利用骨针、锐器、陶针挑刺身体表部以治病。

在柳州一带旧石器时代的"柳江人"遗址、南宁新石器时代的贝丘遗址，以及桂林的甑皮岩遗址等中，可以见到其各个文化层次展现的壮族先民在蔓草丛生、烟瘴弥布之地，开拓奋争、生存繁衍的景象。遗址中的古人类化石，同今天壮族人的体质特征，已极为相似；他们在渔猎采集活动中所使用的工具，先后有砍砸器、刮削器、尖状器、石片、骨器、骨针及陶器等，同当今壮医所运用的各种医疗用具相比，可察见其嬗递之轨迹。洪荒时代，壮族先民穴居野外，以渔猎为生，由能取火，到能烧制陶器，开始熟食，具备了有利卫生的条件；由采集植物，到识别百药，用以服食外敷，煎煮蒸腾，开启了壮医以生草药治病，习用食、敷、熏、洗的方法。遗址中的尖状器、砭石（片）、陶片、兽骨、兽角、骨针，则为壮医使用针治、角疗、骨刮的起源。远古时代流传下来的百草药剂、医疗用具和传统技术，至今仍然是壮医手中的得力法宝，用以为大众解除疾病，仍有显著疗效。

1. 自然环境

南方多雨，或云雾缭绕，山岚雾瘴，水汽露珠，空气潮湿；夏季闷热，冬季阴寒。瘴疠时疫、内外杂症，时或有之。《后汉书·马援列传》言：“交阯女子徵侧及女弟徵贰反，攻没其郡，九真、日南、合浦蛮夷皆应之，寇略岭外六十余城，侧自立为王。于是玺书拜援伏波将军，以扶乐侯刘隆为副，督楼船将军段志等南击交阯。军至合浦而志病卒，诏援并将其兵。遂缘海而进，随山刊道千余里……二十年秋，振旅还京师，军吏经瘴疫死者十四五。……二十四年，武威将军刘尚击武陵五溪蛮夷，深入，军没，援因复请行……会暑甚，士卒多疫死，援亦中病……援病卒。”其中记载了马援军吏苦经瘴疫，马援卒于师而军吏多温湿病的情况。唐·刘恂《岭表录异》卷上：“岭表山川，盘郁结聚，不易疏泄，故多岚雾作瘴，人感之多病，腹胀成蛊。”宋·范成大《桂海虞衡志·杂志》记载：“瘴，二广唯桂林无之。自是而南，皆瘴乡也。瘴者，山岚水毒与草莽沴气郁勃蒸熏之所为也。其中人如疟状，常以附子为急须，不换金正气散为通用。邕州两江水土尤恶，一岁无时无瘴：春曰青草瘴，夏曰黄梅瘴，六七月曰新禾瘴，八九月曰黄茅瘴。土人以黄茅瘴为尤毒。”故自古有“岭南多毒”之说，其一指气候条件适合生长的毒草、毒虫、毒蛇多，其二指气候炎热而腐烂的动植物污染水源所致的水毒、蛊毒多，其三指岭南先民在狩猎、战争中利用草毒、蛇毒所制的毒箭多。

对于广西的自然环境，宋·周去非《岭南代答·广右风气》亦有描述：“南人有言曰：‘雨下便寒晴便热，不论春夏与秋冬。’此语尽南方之风气矣。桂林气候，与江浙颇相类，过桂林城南数十里，则便大异，杜子美谓‘宜人独桂林’，得之矣。钦阳雨则寒气淅淅袭人，晴则温气勃勃蒸人，阴湿晦，一日数变，得顷刻明快，又复阴合。冬月久晴，不离葛衣纨扇；夏月苦雨，急须袭被重裘。大抵早温、昼热、晚凉、夜寒，一日而四时之气备。九月梅花盛开，腊夜已食青梅，初春百卉荫密，枫槐榆柳，四时常青。草木虽大，易以蠹腐。五谷涩而不甘，六畜淡而无味，水泉腥而黯惨，蔬茹瘦而苦硬。人生其间，率皆半羸而不耐作苦，生齿不蕃，土旷人稀，皆风气使然也。北人至其地，莫若少食而频餐，多衣而屡更，唯酒与色不可嗜也。如是则庶免乎瘴。然而腑脏日与恶劣水土接，毒气浸淫，终当有疾，但有浅深耳，久则与之俱化。”桂林以南的气候正如周去非所说，四时常青，而一日数变，湿热阴寒交替，加之毒气浸淫，人生其间，尤其是北人至其地，易于得病。

2. 疾病特征

清光绪二十五年《横州志》卷二记载：“瘴疠为害不小，有形者如云霞，如浓雾，无形者或腥风四射，异香袭人。若晓行，宜饮酒，人每腠理不密，挥汗如雨，终不可解衣当风；粥饭宜少不宜多，禁午睡，食不化，畏疟疾，或头痛寒热，寻常医药不能效也。”南方瘴疫诸病有其特点，可谓：晨岚暮霭风气盛，拂晓黄昏湿气重，邪气盘郁蕴为痧，疫风传变酿成疫。壮族世代居住五岭之南，山岚雾露，盘郁结聚，不易疏泄；壮乡之域亦为阳盛之地，白昼骄阳灼人，阳盛则生热；夜间阴霾袭人，阴凝则生寒。故阳盛阴凝，蕴湿化热，挟痧带瘴，常易猝发，病机多端。正是因为寒、热、风、湿、痧、疫之气过盛，时常虚损人体正气，导致邪气易积而盛，诸气交感为患；从整体观念认识，则是天地人三部失调，六气薄袭，化毒伤人，变生百病。自秦汉以来，北人在瘴岚雾露环境中，对外感时疫、风湿挛痹及各种杂症，时感棘手。《诸病源候论·疫疠病诸候》指出：“夫岭南青草、黄芒瘴，犹如岭北伤寒也。南地暖，故太阴之时，草木不黄落，伏蛰不闭藏，杂毒因暖而生。故岭南从仲春讫仲夏，行青草瘴，季夏讫孟冬，行黄芒瘴。”而历代壮医在治疗中，积累了丰富经验。宋·周去非《岭外代答》亦提及“治瘴不可纯用中州伤寒之药”；当地壮医则“药用青蒿、石膏及草药服之”。又如壮医自古用田州三七治疗外伤，有独到经验；三七在宋以前中原所未见，至明代李时珍始收载《本草纲目》：“此药近时始出，南人军中用为金疮要药，云有奇功。”

3. 应对方法

为适应当地风土环境，壮医先民利用区域出产药物防病，创制各种医疗用具治病，在医疗实践中不断发展。明·宋濂撰《元史》卷一六二记载：“有诏讨江西诸盗，国杰趋赴之。……七月，次贺州，兵士冒瘴，皆疫。国杰亲抚视之，疗以医药，多得不死。会国杰亦病，乃移军道州。……”此段记述反映，贺州在古代确实是广西壮族地区多瘴多疫之地，国杰士兵也只是在“疗以医药”的情况下，才“多得不死”，而本地壮族先民如果没有一定的医药保障措施，是很难生存的。这段描写也恰是壮族医药在历史上客观存在的记载。

壮医早先常于他们依山傍水的“干栏”阁楼中，备有百余种壮药以供病人内服外洗，并置备针砭、角筒、骨刮弓等，随时为本畈和邻畈的病人施治，通常不计报酬，治愈的病家以瓜果薯豆酬谢。后来，壮医常肩篓负药，自备医具，腰挂医带，满载百药，趁圩设摊，或开设医馆，为赶圩百姓、过往客人治病；时或医术精妙，而取费低廉，作风朴实而医德常存。

对于一般疾病，民间亦有一些简易治法。宋·范成大《桂海虞衡志·杂志》记载：“草子，即寒热时疫。南中吏卒小民，不问病源，但头痛体不佳，便谓之草子。不服药，使人以小锥刺唇及舌尖，出血，谓之挑草子。实无加损于病，必服药乃愈。”“草子”谓瘟疫之症。魏笃修、王俊臣《浔阳府志》卷四：“其中寒热瘟疫者，谓之中草子。”“挑草子”即“挑痧”等治法。

壮族医疗多用草药内服，以及外洗、熏蒸、敷贴、佩药、药刮、骨刮、角疗、灸法、陶针、挑针、金针、掌针、拓针、颅针及花山气功疗法等。亦时注意饮食疗法，即《后汉书·马援列传》亦记载：“援在交阯，常饵薏苡实，用能轻身省欲，以胜瘴气。南方薏苡实大，援欲以为种，军还，载之一车。时人以为南土珍怪，权贵皆望之。”古代壮医治疗瘴疠时疫、内外杂症，多用草药外洗溷（hùn）

秽疫气，以陶针角疗通导经络，内服壮药调节脏腑、运行气血而培正祛邪，经此三个层次治疗，多能随手奏效。故有民谚曰：“壮医绝技，秦和惊奇!”语虽近谑，亦可窥见壮医壮药自有独擅专长之处。

4. “壮医”概念的确立

壮族先民为了抵御山岚雾露、瘀瘴疫疠，攀崖附壁而采撷菁华，辟荒草莱而鉴识百草，用以内服；创制针术，使用角疗等，用以外治，从而创立壮族医学，得以抵御疾病侵袭，生息繁衍至今。然而“壮医”第一次作为专有名词的提出，则见于覃保霖的《壮医陶针考》（1958 年）一文，其文将壮族民间医疗称为“壮医”。此后“壮医”一名沿用至今。“壮医”概念的提出，标志着壮医药研究的开始，以及壮医药学派基础的奠定。壮医药本身有其历史积累。壮族医药起源于原始社会，萌芽于先秦时期，早在秦至隋代，随着农业的发展，农作物品种、药物的丰富，壮医的诊疗方法也得到发展。广西合浦县出土的具有避免蜡烛污染、净化室内空气作用的汉代铜凤灯，显示壮族先民很早已具有卫生保健意识。历经汉唐宋元，下至明清迄于今日，有长期实践和丰富、宝贵的经验积累，亦具浓厚的民族特色。

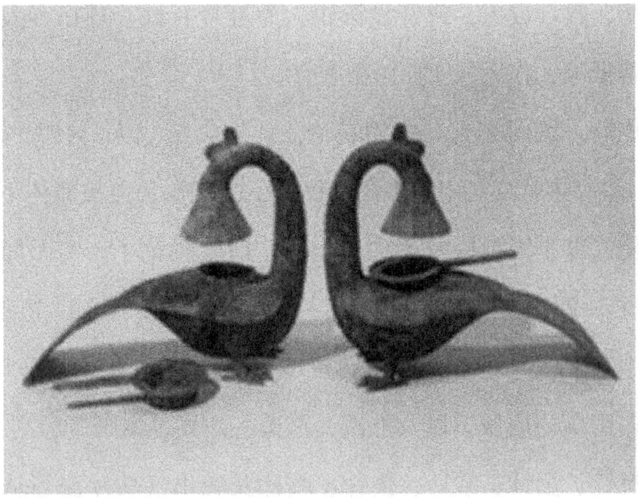

广西出土的汉代铜凤灯

实用经验的总结

1. 生活习俗

壮族先民自渔猎与采集生活，进入五谷播种及牲畜豢养方式后，脱离穴居野处的环境，创造“干栏”式建筑，进入了较为稳定、安全而具虫兽防范与疾病防范的阶段与状态。《岭南代答·巢居》记载：“深广之民，结栅以居，上施茅屋，下豢牛豕。栅上编竹为栈，不施椅桌床榻，唯有一牛皮为裀席，寝食于斯。牛豕之秽，升闻于栈罅之间，不可向迩。彼皆习惯，莫之闻也。考其所以然，盖地多虎狼，不如是则人畜皆不得安，无乃上古巢居之意欤？”

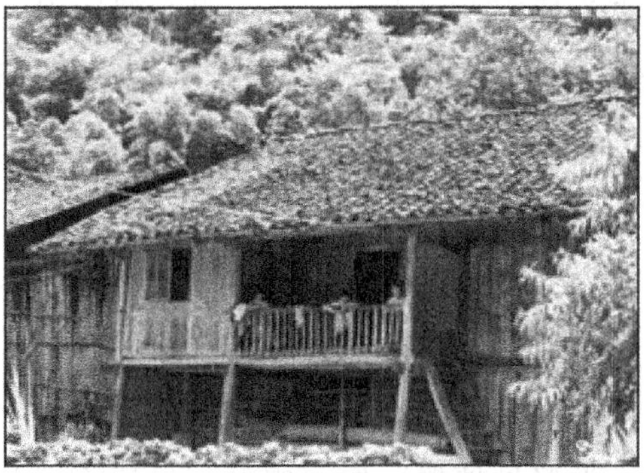

干栏式住房：壮族人的传统住房为干栏式两层建筑，上层住人，下层贮放农具或圈养牲畜，居住区与地面有相当距离，可以防避瘴气，抵御虫兽袭击，减少风湿痹证的发生

《岭南代答·屋室》又记载其房屋建筑特点：“广西诸郡富家大室覆之以瓦，不施栈板，唯敷瓦于椽间。仰视其瓦，徒取其不藏鼠，日光穿漏。不以为厌也。小民垒土墼为墙而架宇其上，全不施柱。或以竹仰覆为瓦，或但织竹笆两重，任其漏滴。广中居民，四壁不加涂泥，夜间焚膏，其光四出于外，故有‘一家点火十家光’之讥。原其所以然，盖其地暖，利在通风，不利堙窒也。未尝见其茅屋，然则广人，虽于茅亦以为劳事。”可见其日常生活具有简朴特点。

广西遍生榕树，又土风有食水牛而以圣齑消腹胀的习俗。《太平御览》引《岭表异录》曰：“榕树，桂广容南府郭之内，多栽此树，叶如冬青，秋冬不凋，枝条既繁，叶又蒙细，而根须缭绕，枝干屈盘上生，嫩条如藤垂下，渐渐及地，藤梢入土便生根节。或一大榕树，三五处有根者，又横枝着邻树则连理，南人以为常，又谓之‘瑞木’……容南土风，好食水牛，言其脆美，则柔毛肥彘不足比也。每军衙有局筵，必先此物。或炮或炙，尽此一牛。既饱，即以圣齑销之（注：圣齑如有菘，云是牛肠胃中未化草）。既至，即以盐、醋、姜、桂调而啜之，腹遂不胀。北客到彼多赴此筵，但能食肉，罔有啜齑者。”李时珍《本草纲目》亦载此说。可见壮民在饮食方面会注意搭配，而不致生病。

壮民有佩戴花草之药以防病治病的习惯，其俗起源于古代的“卉服”。《尚书·禹贡》：“岛夷卉服。”据《马平县志》引《岭表录异》佚文，壮民习俗也爱“卉服”，壮医审视草木寒热温凉属性，选用有散寒祛湿或清热之效的，诸如勾芒、红蕉、桐花、琼枝、婆罗、古贝等，令病人佩戴。佩药则不限于草木，壮族民俗，令婴儿披鹅毛以辟惊吓等症。通常选用馥郁透窜性药，以丝线串系，给病人佩挂于颈项或带于手腕，对慢性疾病，更为适宜。《太平御览·服章部》引《说苑》曰：“礼敬国，其俗人年三百岁，而织芳茅以为衣。盖《尚书》云‘岛夷卉服’之类也。”即合于礼仪的举止之国的人长寿而有“卉服”的习俗，可见壮民认为“卉服”于人体有健康意义。

2. 病因认识与经验总结

自秦汉以来，历代壮医在瘴岚雾露环境，对外感时疫、风湿挛痹及各种杂症治疗，积累有丰富经验。稽考文献，尚略见梗概。如《内经·异法方宜论》曰：“南方者，天地所长养，阳之盛处也，雾露之所聚也，其病挛痹，其治宜微针，故九针者亦从南方来。”认识到天气、地气、人气互相交感，同步推移，血营充沛，气机畅达，则人的机体生理正常。天气异变、地气混浊，人气失调，则百气交感而生乖戾，以致三气不同步；因而邪正纷争，气滞血瘀，则变生诸病。这是壮医对人与自然界关系的认识，即人与天地的统一观及生理与病机的概念，三气同步则生机畅达，异变舛戾，则百病所由生。

《岭南代答·药箭》：“溪峒弩箭皆有药，唯南丹为最酷……苟中血缕，必死。唯其土人，自有解药。南丹之战也，人以甘蔗一节自随。忽尔中矢，即啖蔗，则毒气为之少缓。”《本草纲目·石部》：“石药，味苦寒，无毒；主折伤内损瘀血烦闷欲死者，酒消服之；南人毒箭中人，及深山大蝮伤人，速将病者顶上十字厘之，出血水，药末敷之，并敷伤处，当上下出黄水数升，则闷解；俚人重之，以竹筒盛，带于腰，以防毒箭。”在不利的环境与残酷的战争中，壮民总结出了不少防病治病与解毒治毒的经验。

3. 医药发展

壮族聚居区，多发痧症，壮医认为是由沙气致病。古字书无痧字，本字作沙，用以表述细小质点，据古《算经》：十尘为沙，十沙为纤推算，其体积相当细小。原来壮语称烟雾质点为气粒、为濛沙，由极细物质的沙气所致之病，称之痧症。瘴气亦为病因，且专指岭南时疫的病源。晋代稽含《南方草木状》已记有黄茅瘴、黄芒瘴，隋代巢元方《诸病源候论》谓岭南瘴，犹岭北伤寒也。此外尚有冷瘴、热瘴、哑瘴、炎瘴、烟瘴、岚瘴、暑湿瘴、毒水瘴，名目滋繁，皆为壮族地方多发时疫。故壮医运用草药外洗熏蒸，针术角法并下，壮药内服兼施。时行疫疾，内外杂病，审因辨证，施治层次，井然有序。

唐宋以后，壮医理论开始萌芽，对瘴病、痧病、解剖及生理病理等都有了初步认识。壮药也有了较大发展，唐·苏敬《新修本草》、唐·刘恂《岭表录异》都记载了很多壮药。这一时期的方书《千金方》《圣济总录》及《柳州救三死方》，记载了很多岭南地区解毒、治瘴气的壮医方药，标志着壮医方剂学的萌芽。宋以后，壮族地区医疗制度和医疗机构开始建立，同时在外伤和蛇伤方面出现壮医分科。到晚清和民国时期，壮医理论初步形成，壮医药著作也相继出现，如明代林富、黄佐编纂的《广西通志》记载壮药100种，病症治疗方面的医书有罗家安的《痧症针方图解》，以及《童人仔灸疗图》等。这一时期，壮医对瘴气、温痧等疫疠的预防方法得到发展，壮乡药市形成，名医涌现。宋·苏颂《本草图经》提及“二广俚医”，俚医是对壮族民间医师的最早称呼，说明在宋代，壮医已出现专职医师，并得到社会承认。明清以后，壮族名医相继涌现，如梁雍、傅林等。

理论探索与发展

1. 文化影响

壮族是广西土著民族，壮语与壮族文化同源共生，壮族的文化特征很大程度上体现在本民族的语言文字中。因壮族无本民族规范文字，故壮医药知识与学术理论均见载于汉语言文献，呈现出汉壮民族文化交融的特点。周末至春秋之际，瓯骆地区开始步入金属时代，金属的冶炼，不仅使壮族先民的文化生活向前迈进一步，而且使针刺治疗工具也有改进。广西武鸣县马头乡发掘的西周至春秋时期的古墓中出土的两枚精致的青铜针，据考证是壮族先民的针刺工具，反映了当时壮族先民医药的成就与社会发展的密切关系。古代壮药见于医籍而具有较高医疗价值的甚多，如壮族地区盛产的菌桂、牡桂、薏苡、丹砂、钟乳之属，均著录于《本经》《神农本草经》。周去非《岭外代答·钟乳》记载："静江多岩洞，深者数里。岗穴之中，或高不可踰，或下不可隧。石脉滴水，风所不及，悉成钟乳……《本草》所谓石钟乳是也。管无梢，连石床者，商孽也。乳床之石，明洁如玉者，孔公孽也。三物本同种，《本草》以石钟乳居玉石上秩，商孽、孔公孽皆在中秩，其功用必有优劣尔。今广西帅司所造钟乳粉，率二孽也。所谓鹅管石，盖什之一二耳。钟乳所产，亦自有异，有石乳，有竹乳，有茅乳。石乳者，生于石上，石液相滋，化而为乳，色如冰玉，是为最良。竹乳者，生于土石山洞，其上生竹，竹石相滋，液化为乳，其色稍青。茅乳者，生于土石山洞，其上生茅，茅液相滋，化而为乳，其色微黄。皆可煮炼，以为温药。未炼之乳，体性皆寒，且有石毒，帷假汤火之功去其毒性，乃能废寒为温，以成上药。今《本草》注家谓石乳温，竹乳平，茅乳寒，此说恐未必然。产乳之穴，虽曰深远，未尝有蛇虺居之。《本草》注家又谓深洞幽穴，龙蛇毒气所成，斯大谬矣。凡煮炼乳水，人或误饮，能使人失音，其毒如此。"所谓"商孽、孔公孽"，言商纣之后与孔子之后，此谓钟乳石之劣与优。《本经》仅备石钟乳一品，而壮医则按石乳、竹乳、茅乳分品用药。

2. 民族特色

其一，理论特色。壮医辨病与辨证是壮医诊断的重要内容。壮医辨病是将通过各种诊断技法收集到的病理资料进行归纳、综合、分析、判断，以确定病人之疾为何病，归属哪一科。壮医辨证即辨阴证和阳证，具体为阴盛阳衰证和阳盛阴衰证这两种。壮医认为的"证"是病人在生病过程中全身状况的综合反映。辨证即是在辨病基础上，进一步辨明疾病的病因、病位、病态等，并加以综合，确定疾病的阴阳属性。就壮医辨病而言，据文献记载及实地调查资料，壮医病名达数百种之多，其中不少独具浓郁民族和地方特色。壮医辨病，重在辨痧、瘴、蛊、毒、风、湿六大类。而壮医辨证，重在辨阴证和阳证，兼辨虚证实证和寒证热证，但主要以辨阴盛阳衰证和阳盛阴衰证为辨证总纲。壮医主张辨病与辨证相结合，以辨病为主，辨病是决定治疗原则和选方用药的主要依据；辨证则是处方用药的重要参考。所以临床多主张专病专方专药，即使证变了，也不一定立即变更治疗原则和原来方药，具有以辨病为主，辨病辨证相结合的特色，与中医强调“辨证施治”的特点有很大区别。

其二，医疗特色。壮医地区多发病，有痧、瘴、蛊、毒、风、湿等，而针对其疾病特征，壮民有其特别的治法。《岭南代答·瘴·挑草子附》：“南方凡病，皆谓之瘴，其实似中州伤寒……治瘴不可纯用中州伤寒之药，苟徒见其热甚，而以朴硝、大黄之类下之，苟所禀怯弱，立见倾危。”此特地提出“治瘴不可纯用中州伤寒之药”，否则“立见倾危”，可见瘴病之特点及治疗针对性；而在应对疾病方面，壮医亦总结出以辨病为主，辨病辨证相结合的特色治疗经验。

其三，药物特色。广西区域环境，北连五岭，南濒海洋，地跨亚热带与热带地区，雨量充沛，物产丰茂，菁华荟萃，是天然丰富的药藏宝库。秦汉年代，壮族地区盛产的菌桂、牡桂、薏苡、丹砂、钟乳等，均列入《神农本草经》；辟尘犀、白龙珠、象齿、蛤蚧等，名重当时，邕州金缠砂列为上品。《黄帝内经》（以下简称《内经》）治转筋弛纵，只使用白酒和桂一味以涂之；而秦汉时壮医已运用桂枝、桂心、桂肉、桂子、桂油、桂酒、桂茶多味，分别施治。唐代，壮医已用取自牛的胃肠液以制备“圣齑”，治疗饮食不化、胃肠痞胀，这是最早的运用于临床治疗的多种消化酶制剂。唐代以后，壮医壮药发展迅速。如以吉荆白药解百虫毒，都念子温五脏益肌肤，山橘子行气导滞，山姜花温中散寒，青蒿治疟，田七疗伤，肝藤黄鳝藤治肝气，铜鼓草治积聚癥瘕，都管草综治蛇伤，风狸治风疾，金蛇解百毒，山獭消箭毒，等等，壮医已积累多种经验，而壮药也显示了其独到之处。又有雷菌、木莲、八角、地蚕、余甘、草果、蛱蝶枝、五棱木、羊矢子、日头子、橄榄香、灵香草、燕脂木、石核桃、南山金花茶等，都是千百年来壮医常用之壮药，随手奏效而颇为便捷。历代中土文人、岭表流官，或有书录笔记，所载壮乡物产药名，有些需从音义角度考察，溯其壮语的语音与含义，才能获得其解；因其药效显著，这些药物至今仍为壮医所常用。如晋·嵇含《南方草木状》，唐·刘恂《岭表录异》，宋·范成大《桂海虞衡志》及周去非《岭外代答》，所载部分药物是用壮语语音记述的，如古贝、古漏、罗望、罗蒙、都念、庞降等，均是壮音词语。现壮族民俗，常于三月三壮药萌发生长之时，采香枫叶、黄姜汁蒸糯米饭，以行气健胃、顺气润肺，其习俗犹存古代壮医运用壮药防疫保健之民风。

3. 理论探索与体系形成

壮医药理论体系的建立，是壮医药作为一门相对独立和有特色的民族传统医药学确立的重要标志，也是壮医药学在学术上趋于成熟的体现。具体而言，壮医药理论体系以“阴阳为本、三气同步、脏腑气血骨肉、三道两路”学说为核心，强调“毒气”病因的学说。壮医所称的三道，是指谷道、气道、水道，两路指龙路、火路；壮医认为“三道”“两路”是维持天、地、人“三气”同步的基础。病因病机上，壮医强调“毒虚致病”，故治法以调气、解毒、补虚为原则，独具特色而简便易行。壮医的“阴阳为本，三气同步”学说体现其天人观，主要说明了人与大自然，以及人体内部相互之间的关系；壮医基本上不用五行学说及其生克乘侮来解释人体的生理病理现象，壮医认为脏腑气血骨肉是构成人体的主要物质基础，故其生理病理观，体现于脏腑气血骨肉的考察。位于颅内和胸腔、腹腔内相对独立的实体称之为脏腑；但壮医没有很明确的脏与腑的区分，其所称的各脏腑之间也没有相互属络或者表里关系。骨和肉构成人体框架和形态，以保护人体内脏器，在一般情况下不受伤害，而三道两路畅通于骨肉之中；壮医认为血气是人体生命活力的表现，血液可滋养全身，诊察血液颜色变化及黏稠度变化，是壮医判断疾病预后的重要依据。

瑶医药史话

瑶族历史

1. 史载瑶民

瑶族是一个古老的民族。瑶族先民的历史可追溯到五六千年前，即新石器时代文化的中后期。瑶族先民包括在九黎部落之内，九黎是中国古代部落之一。瑶族民间流传着“盘瓠”“渡海”等神话。瑶族自古就自称是盘瓠（龙犬）的后裔，尊奉盘瓠为瑶族的始祖。这不但见于瑶族历代珍藏、视如生命的民族经典《评皇券牒》《过山榜》《奏档》《盘王大歌》等文献，亦见于历史古籍《搜神记》《后汉书》《隋书》等有关的章节。《后汉书·南蛮西南夷列传》武陵条转引东汉应劭《风俗通义》载：“昔高辛氏有犬戎之寇，帝患其侵暴，而征伐不克。乃访募天下有能得犬戎之将吴将军头者，购黄金千镒，邑万家，又妻以少女。时帝有畜狗，其毛五彩，名曰盘瓠。下令之后，盘瓠遂衔人头造阙下，群臣怪而视之，乃吴将军首也。帝大喜，而计盘瓠不可妻之以女，又无封爵之道，议欲有报而未知所宜。女闻之，以为帝皇下令，不可违信，在请行。帝不得已，乃以女配盘瓠。盘瓠得女，负而走，入南山，止石室中。所处险绝，人迹不至。于是女解去衣裳，为仆鉴之结，著独立之衣。帝悲思之，遣使寻求，辄遇风雨震晦，使者不得进。经三年，生子一十二人，六男六女。盘瓠死后，因自相夫妻。织绩木皮，染以草实，如五色衣服，制裁皆有尾形。其母后归，以状白帝，于是使迎致诸子。衣裳班兰，语言侏离，好入山壑，不乐平旷。帝顺其意，赐以名山广泽。其后滋更，号曰蛮夷。外痴内黠，安土重旧，以先父有功，母帝之女，田作贾贩，无关梁符传、租税之赋。有邑君长，皆赐印绶，冠用獭皮。名渠帅曰精夫，相呼为姎徒。今长沙武陵蛮是也。”

关于盘瓠的来源，《太平御览·魏略》曰：“高辛氏，有老妇，居王室，得耳疾，挑之，乃得物，大如茧，妇人盛瓠中，覆之以盘。俄顷化为犬，其文五色，因名盘瓠。”《隋书·地理志》亦记载：“诸蛮本其所出，承盘瓠之后，故服章多以班布为饰……长沙郡又杂有夷蜒，名曰莫徭。自云其先祖有功，常免徭役，故以为名。”

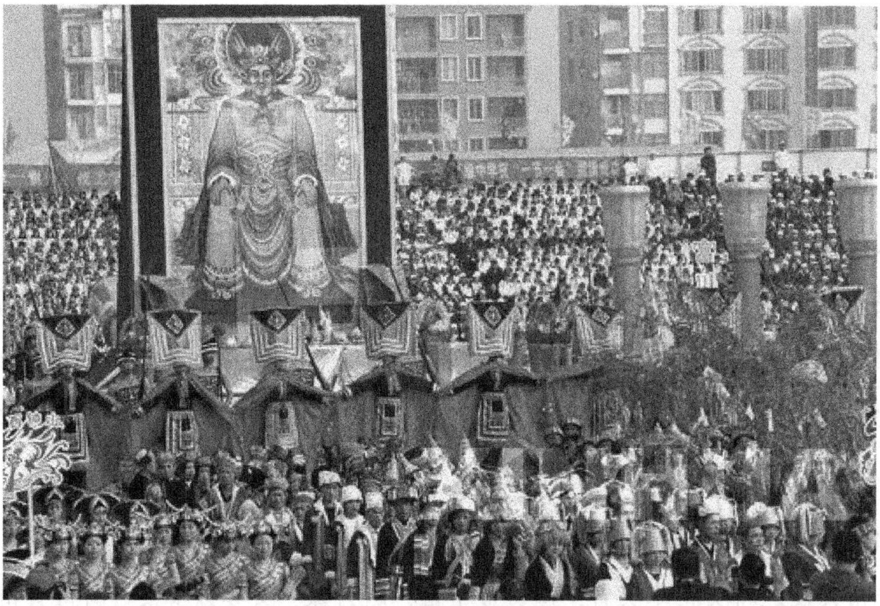

广西贺州瑶族同胞在祖先盘瓠的画像前举行祭祖仪式

2. 神话传说

瑶族中广泛流传的“渡海”神话，不见于正史。神话的内容大致如下：

很久以前，瑶族祖先居住在“南京”附近，那里土地肥沃，物产丰饶，瑶民安居乐业。由于历代王朝的更替，战乱纷起，瑶族祖先受到残酷的掠夺，加上瘟疫横行，天灾连年，他们迫于生计，离弃故土，远走他方。历尽艰辛，行至边壤，却被眼前的大湖、大海拦住去路，经过商议，最后决定每个部族各造一艘大船以渡海。于是十二部族十二姓瑶人，造就十二艘大船，向彼岸进发。开始航行，开始时较为顺利，后来在海上遇到强烈风暴，船只被刮得东摇西晃，或被吹折桅杆，或漏水沉没。瑶人们奋力与风暴抗争，始终无济于事。眼看危在旦夕，整个民族命运、全部瑶族生命即将覆灭。这时有一位老人突然想到，万能而仁慈的盘王（盘瓠）一定不会让自己的子孙后代遭此灭顶之灾，视而不救。于是众人一起向盘王祈祷，请求显灵，拯救子民，并许下誓愿："若能保佑瑶民度此劫难，今后瑶民子孙必修造庙宇，供奉盘王，焚香祭祀，贡献牺牲（猪）以报答盘王的救命之恩。"风暴持续七天七夜，瑶民们则跪在船内祈祷七天七夜。终于，感动至高无上的盘王，派出众圣和五旗兵马，平息了风暴，瑶民们得救了。又经数月漂流，终于到达彼岸。上岸之后清点人数，发现同来的十二姓瑶人，只剩六姓。为纪念遇难的同胞，他们从剩余的人里挑选一部分，继承这六个姓氏。此后，瑶人十二姓每姓手执一段锯断的牛角，各奔东西，并以此为约，凡凑成一副牛角的即是自家兄弟。同时，为报答盘王，相约各姓人家都修造庙宇，焚香膜拜，以猪祭奉，子子孙孙不得有误。《太平御览》载干宝《晋纪》曰："武陵长沙郡夷，盘瓠之后，杂处五服之内，凭山阻险，每常为糅雜（混杂）鱼肉，而归以祭盘瓠，俗称赤髓横裙子孙。"

根据"盘瓠""渡海"等神话推断，瑶族先民本来生活在黄河、长江中下游流域，是一支比较强盛的民族。其后，由于历代统治者实行民族压迫政策，致瑶族先民辗转迁徙，如今形成大分散、小聚居的局面。古代瑶族先民在进行物质生产的过程中，在长期与疾病做斗争的活动中，逐步积累了丰富而独具特色的瑶医药知识。

瑶医药的萌芽

瑶医药是瑶族先民在生活的自然环境和人文环境影响下的产物，是瑶族先民与自然环境、疾病、创伤、饥饿等做斗争的必然结果。

1. 生存环境

因迫于民族歧视，瑶族先民迁徙避难于南方。宋 · 乐史《太平寰宇记》卷一一四记载：潭州长沙郡“有夷人曰莫徭，自言先祖有功，免于徭役，性犷悍，时谓难理”。南北朝时，荆雍州蛮、湘州蛮、莫徭所居地区，是社会矛盾比较尖锐和集中的地区，南北双方常常利用蛮人的力量抗击敌人。因此，蛮族人遭受的灾难更为悲惨，除遭受沉重的封建剥削和民族压迫外，还要在战祸中被劫掠和遭受重大伤亡。如荆州地区的荆雍州蛮“徭赋重，蛮不堪命”；蛮人为生存，不断起来反抗。梁时，零陵、衡阳等郡的“莫徭”，长期以来不服梁的统治，不断进行抗争。当时的湘州刺史方城、张缵于梁武帝大同九年（543 年）到州慰劳时，惊呼“零陵、衡阳等郡莫徭，依山为居，历政不宾服”。（同治《桂阳直隶州志 · 事纪》卷三）梁武帝大通二年（528 年），衡阳郡和湘东郡的五十余峒瑶族先民举行了规模盛大的反梁大起义。《陈书 · 欧阳頠传》云：“梁武帝大通二年（528 年），衡、湘之界五十余峒不宾，敕令衡州刺史韦粲讨之。”隋开皇中（581—600），何稠讨桂州（今桂林）俚帅李光仕时，路经衡州之岭，遣使谕该岭渠帅峒主莫崇解兵降款；并用计麻痹之，乘莫崇不提防，五更掩入洞中，杀戮其洞。此峒民亦瑶族先民。《宋书 · 夷蛮列传》卷九七载“宋荆州刺史苛虐，诸蛮群起”，封建统治阶级惊呼“终不能禁，荆州为之虚敝”。其后蛮人反抗时起，因“不输粮役，既而数经征剿，瑶渐散亡，乃以其田或招农民，或给粮户耕种，而瑶人未殄者，其占田如故也”。至清代，瑶民所占之“徭田”，“今并为民业，无复所为徭田矣”（清 · 陆荣：《阳春县志》卷四）。

瑶族先民进山唯恐不高，入林唯恐不深，迁徙频繁，过着艰苦的游耕生活，他们以深山老林为居，与毒蛇猛兽为邻。新中国成立前，绝大多数瑶族地区都处于封闭自守的状态中，受其他民族文化的影响较少，更没有中医或西医的传入，因此，早期的瑶医药经验受其他医学影响较小。

2. 疾病特征

瑶族是山地民族，生活环境恶劣，所处南方气候炎热潮湿，是滋生痧、瘴等热病的土壤。《广西通志》记载：“南方地卑而土薄，土薄故阳气常泄，地卑故阴气常盛，阳气泄，故四时常花，三冬鲜雪，一岁之中，暑热过半，人居其间，气多上壅，肤多汗出，腠理不密，盖阳不返本而然。阴气盛，故晨昏多雾，春夏雨淫，一岁之间，蒸湿恒多，衣服皆生白醭（霉斑），人多中湿，肢体重倦，成脚气等疾，盖阴常盛而然，阴阳之气既偏而相搏，故一日之内气候屡迁，谚曰‘四时皆似夏，一雨便成冬’；又曰‘急脱急著，胜如服药”。

故根据气候条件与地理环境，其病因与壮族地区基本相同；其一，瘴气，即瘴病、瘴毒是其多发病，是以发热、寒战，甚至昏迷、猝亡为主要表现的恶性传染病。其二，痧症，又名发痧、痧气、痧麻等，是古代瑶族地区的常见病和多发病，以全身胀累、头昏脑涨、胸腹烦闷、恶心、倦怠无力、胸背部透发痧点，甚则昏迷、四肢厥冷、或吐或泻、或寒或热、或胀或痛、或唇甲青紫为临床特征。但痧症并不是某一种病的专称，由于病症非一，所以治疗也就各异。痧症如若治疗不当，容易变生他病，故瑶族民间有“病从痧起”之说。其三，蛊，亦称蛊毒、蛊病，指中蛊毒所引发的一系列诸如腹痛腹泻、昏迷甚或死亡的病证；亦指感染蛊毒而致虫毒结聚脏腑、阻滞经络，出现面目青黄、心腹切痛、吐血下血、头痛腹泻等一系列症状的病证，相当于现代医学所讲的血吸虫病、重症肝炎、肝硬化等疾病。其四，毒是多种病症的临床表现，也是招致百病的主要病因。唐·陈藏器《本草拾遗》：“岭南多毒物，亦多解物，岂天资乎？”瑶族地区具有一个多毒的环境，毒药、毒虫、毒蛇、蛊毒、瘴毒多，特别是古代人烟稀少的情况，中毒是很常见的现象。

3. 医药产生

瑶族医药与其他民族医药一样，首先是作为一种适应自然、征服自然所必需掌握的技能而存在的。瑶医药有其本民族文化特征的烙印。瑶医药在其形成过程中，渗透了其民风民俗观念、宗教文化信仰、生产生活习惯，这些影响着瑶医药理论体系的构建与发展。从考古、传说、民俗、山歌等多方面，可以验证远古时代瑶族医药早就存在于中华大地上。

原始社会时期，由于人兽杂处、发生械斗、劳动损伤、意外伤害，瑶医医疗卫生活动即日渐活跃。瑶医针刺疗法和药物疗法在这一时期处于原始的萌芽阶段。

火的使用，为瑶医灸法的产生，奠定了基础，促成了瑶医灸法的萌芽。瑶族没有本民族的规范化文字，用药经验只能通过口耳相传及部分汉文资料记载，得以流传。瑶族先民瓯骆民众，在野兽横行、瘴气弥漫的艰苦环境中生活，得与疾病、创伤等抗争。或因误食某些野果、野菜发生中毒呕吐等，而又吃了某些野果、野菜能使病痛减轻，诸如此类的经验，反复验证，瑶族先民便有了原始医药的萌芽。正如“神农尝百草，一日而遇七十毒”，这是中药起源的描述，也是瑶族古代医药起源遵循的规律。到了先秦时期，瑶医除了针刺疗疾、舞蹈导引、按蹻治病方法外，对药物也已有所认识，并积累了一些临床经验。诸如用紫苏煮螺蚌以解毒去腥，佩带某些草木根以防病治病，某些草药内服可以减轻疲劳，某些植物有大毒不可内服，等等。宋·周密《齐东野语》记载：“方春时，瑶女数十，歌啸山谷，以寻药挑菜为事。”可见，当时瑶族先民用药已经相当普遍了，就连寻常的村姑都“以寻药挑菜为事”，说明早在宋代，瑶族医药已具相当的规模，并广为流传。

针挑及草药的出现，标志着瑶医药的形成。在早期，瑶医药学的发展以积累实用经验为主，至明朝时期，瑶山中才出现过一些神书、歌本；瑶族中也有一部分人认识汉字，但为数不多，加上封建保守思想的长期影响，在传授医术、秘方上都是口授心传，传一不传二，有的甚至临终时才传授，因此很少有人能著书立说，大量的医药经验也很难流传于世。随着医疗保健知识的积累，收集、整理这些资料，掌握治疗疾病方法和经验的人，即成为瑶医，所用的药物称为瑶药。

实用经验的积累

1. 生活信仰与习俗

对祖先崇拜是瑶族的原始宗教信仰与习惯，这在瑶族的“过山榜”及各种传说、神话中有记载。瑶族先民认为“万物有灵”，即使人死了其灵魂也不散，灵魂在阴间生活；死于非命的人（如跌下山死、溺水死、难产死）及没有生育的妇女，死后其灵魂到处游荡，在“超度”之前不能与祖先共享儿孙供奉的供品，瑶族人称这些灵魂为“游魂”或“野鬼”，人若碰到这些“游魂”或“野鬼”，就要生病。这就是瑶族先民“鬼神疾病观”的来源。当人们还不能驾驭自身，对疾病的认识还很肤浅时，那些有神论的病人，将疾病都归结于鬼神的捉弄而请巫师“超度”灵魂。经巫师的念咒、祈祷后，其战胜病魔的信心增强而精神状态好转，故抗病能力也自然而然地增强，此也不失为一种精神疗法。巫医治病运用“语言”这一工具，对病人进行精神上的支持，解除病人的思想顾虑，鼓舞、激励他们战胜病魔的信心和决心，使之积极主动配合治疗，这便是信仰疗法。信仰疗法是瑶医形成的雏形。从迷惑和思考中走出来，又吸收原始的医疗经验，在心理“治疗”的基础上，利用某药物以提高疗效，这就是巫、医相结合的最初阶段。

2. 经验积累

瑶医药经验的传承，全靠口耳相传、指药相传、指症传经。随着人类社会的进步及科学的发展，人们的思维及视野向生活的深度及广度延伸。经过不断的探索与总结，发现某些特殊的方法与规律，比如用挑法可治某些疾病。《后汉书·南蛮传》记载了东汉时期瑶族先民针挑治疗疾病的例子，其法至今仍为瑶医广泛应用。

3. 药物治疗

瑶药是以草木树皮为主要原料的药物。最早记载瑶族对草木的利用，见于《后汉书·南蛮西南夷列传》：瑶族先民“绩木皮，染以草实，好五色衣服”。在此基础上，瑶人逐渐懂得了使用草药治疗疾病，如包汝辑《南中记闻》记瑶人“善议草药，取以疗人疾，辄效”；又周去非《岭外代答·猺人》记：“猺人耕山为生，以粟、豆、芋魁充粮。其稻田无几，年丰则安居巢穴，一或饥馑，则四出扰攘。土产杉板、滑石、蜜蜡、零陵香、燕脂木。”零陵香可以治疗感冒、发热、腹痛、腹泻、头痛、腰痛等，也有避孕、绝育等效用；早在700多年前，瑶族先民就掌握了零陵香的特殊炮制方法。《岭外代答·零陵香》记载：“零陵香，出猺洞及静江、融州（今广西融安和大苗山）、象州（今广西石龙）。凡深山木阴沮洳之地，皆可种也……春暮开花结子即可割，熏以烟火而阴干之。商人贩之，好事者以为座褥卧荐。相传言在岭南不香，出岭则香。谓之零陵香者，静江旧属零陵郡也。”此言记载了零陵香的生长条件、产地、炮制方法、销路等。言“熏以烟火而阴干之”，是因为鲜的零陵香其气味并不香，在烈日下晒干也不会香，只有“熏以烟火而阴干”才能香气四溢，而此时的药效才是最强，可见在宋代瑶族先民不但懂得采药与用药，而且已懂得种药与炮制。明·李时珍《本草纲目·草部》亦记载：“零陵旧治在今全州。全乃湘水之源，多生此香，今人呼为广零陵香者，乃真熏草也。……《南越志》云：土人名燕草，又名熏草，即香草也。《山海经》熏草即是此。(苏)颂曰：零陵香今湖岭诸州皆有之，多生下湿地，叶如麻，两两相对，茎方，常以七月中旬开花至香，古云熏草是也。岭南人皆作窑灶，以火炭焙干，令黄色乃佳。”

宋代典籍，对岭南医药的记载较多，诸如治毒虫咬伤、跌打损伤等所使用的植物根、茎、叶等，以及外敷、水洗等治法。《岭南记蛮》曰：“蛮人（主要指瑶族）以草药医治跌打损伤及痈疽、疮毒、外科一切杂症，每有奇效。”周去非《岭外代答》记“忽遇药箭，急以刀剜去其肉，乃不死”等。宋代，瑶族先民在防毒、解毒及用毒方面已积累了一定的知识，而药与毒又密切相关。

4. 进一步发展

至清代，瑶药有了进一步发展。清·道光年间屠英《肇庆府志》载：“耕作之暇，上山采药，沿途行医。”瑶族长期以来，依深山为居……以砂仁、芋、漆、皮、藤为利，至地力用竭，又迁徙别山。近百年来，瑶医采用药物治病的医术不断提高，不仅为其本民族人治病，而且跨县过省行医卖药。仅广西金秀大瑶山，每年都有几十名草医，将十多万斤草药运往国内各大城市，一面行医，一面销售。从清代道光年间起，瑶族在南方城镇行医卖药至少已有150年的历史。瑶族人利用他们很有特色的瑶族医疗经验，以及丰富的山中资源——瑶药的商贸交易，提高了其民族的社会影响，并得到其他民族的肯定和赞扬。古代文献中的记载虽然比较粗略而零散，但却展示了瑶族医药的悠久历史，以及瑶族人以医药为桥梁与各民族沟通联系的事实。

理论探索与发展

1. 文化影响

晚清和民国时期，因受到汉民族文化，特别是中医学的重大影响，瑶族医药有了进一步发展。瑶族医药在原有的实践经验基础上，吸收了中医的阴阳、气血、脏腑等理论，以及诊断技术、治疗方法等，由知识的零星积累发展到理论的逐渐系统化；在人体的生理病理、疾病的病因病机、病症的诊察判断，以及治疗的方法原则等方面，逐步形成了一套具有民族特色及区域特色的医药理论体系雏形。

2. 民族特色

瑶医的诊疗技术，内容十分丰富而有鲜明的特色。瑶医认为人体盈亏，有如八卦之化生，他们结合易理，朴素地阐述瑶医盈亏平衡的理论：乾为盈，坤为亏，盈亏平衡则体泰安康，身体强健而无病；盈亏失衡，盈多亏少或盈少亏多，均可导致人体失调而患疾病。盈多亏少，需调补亏之不足，抑盈之有余；盈少亏多，则需调补盈之少，而抑亏之余。疾病的归转无非是两个方面，一是好转，即康复；二是恶化，即死亡。瑶医认为病因除了冷、热、风、气、虫、毒、伤等，气血、脏腑功能，也是重要因素，这些因素与疾病的感染、轻重的程度、抗衡的能力有重要的内在联系。在疾病诊断方面，瑶医除了采用望、闻、问、摸诊之外，还有甲诊、掌诊、舌诊、耳诊、目诊和面诊等。根据病因和临床症状的特征，总结出痧、瘴、蛊、毒、风、痨等病症名称。在治疗技术方面，除了采用内服之外，还采用药物洗、敷、熏、烫、熨、佩药、挂药，以及放血、点刺、拔罐、挑治、捶击、拍击、搔抓、钳拿、火针、滚蛋、滚油、蒸汽、按摩、冷水疗法、指压疗法、生盐疗法、搓痧疗法，以及灯草火灸、艾灸、骨灸、席网灸、药物灸、药棍灸、指刮、碗刮、匙刮、骨弓刮、秆草刮、苎麻刮，等等。瑶医所治疗的病种包括了内、外、妇、儿、皮肤、五官和神经等科 280 余种病症；而对某些病症有其特殊与显著的疗效，且早已得到人们的公认。

3. 疾病预防

瑶医对预防医学也很有研究。《开建县志》记载有隔离预防、传染病死者火葬等情况。产后药浴，是于古今中外而独特的瑶医保健疗法。由于历史原因，瑶族特别是盘瑶，频繁的迁徙，辛劳的农耕，妇女产后不待满月即要生产劳作，为除秽防病，促进产妇康复，瑶医总结并推行“产后月子药浴”法，凡妇女产后都要将药水煎煮后洗浴，故产后数天即参加劳动，而不致身体受太大影响。此法至今不仅在瑶族广泛应用，而且在瑶族地区及周边的其他民族，也已逐步推广。此外，五月初五洗药浴、饮雄黄酒、吃药粑等，都具有预防疾病的重要意义。

4. 理论总结

清代至民国时期，经历代瑶族医药人员的不断探索、发掘、整理和提炼，瑶医理论和诊疗方法，已初步形成而完整化。其中包括对“瘴”“痧”“蛊”“毒”“风”“痨”“瘟疫”“虚”等病因的认识，以及“三元和谐论”“盈亏平衡论”“气一万化论”“心肾生死论”“鼻关总窍论”“诸病入脉论”“百体相寓论”“症同疾异论”等瑶医理论。瑶医对人体生理、病理、病因、病机逐渐具有了明确的认识，瑶医按属性将疾病分为六大类：“瘴症”“痧症”“中蛊”“中毒”“中风”“痨症”，并总结出相应的诊断与治疗的方法，进而丰富了他们的临床实践经验。

历史人物

传统医家，因地制宜

广西历代名医辈出，汉代董奉，宋代张隐居，明代舒刚、舒谧，清代王维相、程兆麟、程炳珍、俞廷举、谭祚延、甘庸德、黄元基、黄道章、程士超、黄周、谢济东、唐式谷、陆兰溪、龚彭寿、屈遵德、梁廉夫、程尹扬、陈颐元、黄益云、黄惟悦、肖性忠、李俊良，民国许瑞芝、陈务斋、罗兆琚等医家，各有专长，著书立说，成为其时代医界名流学者。其中，明代舒谧，字继安，广西宣城人；其曾祖父罗洪武为太医院名医，后随军队到宾州；舒谧得到医术秘传，救活病危者无数，且不收分毫，不避穷秽，得众人称颂。清代谢济东，广西全州人，精医理，工诗书；著有《适园诗钞》《脉理素精》。谭祚延，号寿丞，少习医，中年客广州，赴澳门镜湖医院，研究西法治疗，欲沟通中外医术，旋里行术，屡起沉疴，不幸齐志以殁，著有《四诊记》，记述了中医望、闻、问、切四诊的理论和临床实践经验。因史籍记载范围有限，许多详细内容不可查考，故此不能一一详细论述。

王维相

王维相医术高明，医德高尚，乐于施舍。清道光年间《白山司志》记载："王维相，司官维翰弟，字介臣，一字循齐。好读书，尤耽岐黄，凡《内经素问》，及长沙、河间、丹溪、东垣诸家书，莫不研究，神而明之，不泥古方而所发奇中。尝夏日行田间，见男妇环哭，一少年死于地，相审视曰：'此人未死，可救也。'

于夹袋中出药一丸，撬其齿，以水灌之，复出末药吸其鼻，令一人按其腹。少间，喉中汩汩作响，下部而泄气如连珠，而口开目动矣。众惊喜罗拜云：‘人死已二时许，公能生之，殆仙乎？’相曰：‘此受暑饮冷，将阳气遏抑所致，通其气则生。何仙之有？’其他类是，不可枚举。性慷慨，遇贫者病，施以药不倦。其子之齐，登贤书。人谓善人有后云。”

甘庸德

甘庸德，光绪年间平南名医。清光绪《平南县志》记载：“甘庸德，字元夫，一字玉山；‘一剂先生’，又其善医所得名也。少读书善记，日可万余言，背诵不忘。年十五在乡塾习应制文，塾师器之；而庸德课程稍暇，辄窃看岐黄书，遂善《太素脉经》。塾友有病，为之发剂，病立解，然以年少故轻之。而庸德结习矜张（矜张：夸张），塾友益忌其才而恶其言之诩也，有狂生与友谋伪病以试之，将执为笑柄以塞其口。会庸德自外归塾将至，伪病者遂登床拥被呻吟，群生趋逆庸德按视。庸德诊脉云无病，去之。群生庄言强其复诊，又去之。如是者三四，始怃然为间曰：‘噫，初本无病，今膀胱病矣，溺散四肢，月余必死。’伪病者惊起，疾趋更衣，遗溲溢地，先是庸德将归，伪病者方欲溺，仓卒就榻，迄诊脉时已不能耐，然必欲售其欺，仍力制之，而病已不可救矣，月余果卒。由是庸德之名骤显里中，奉如神明；造门请者，舆马按于道。庸德之治病也，不执古方，深得刘河间、朱丹溪医中意。尝炼药为丸，实葫芦中，每诊病必手提以往，按病与之，或三四丸至十余丸而止，不能用丸乃开方药。其制丸亦无成方，恒见其于药囊中，随意杂取，多少无等限；均以朱砂为衣，如绿豆形，常能起九死而俱生之，究不知其挟何术以至此。中年限于步履，乃设佐化堂药肆于大安墟邑中，黎梁胡龙诸族多与往还，无论贵贱贫富无不识一剂先生者。梁舍人之魏北去供职时，取其药百丸，备长途缓急，至都因以救人，罔不应。驰书回里，嘱复制丸，并以百金市其方，庸德坚不与方，只寄丸数千粒去而已。其族弟训导业德，官平乐时，患病署中，群医束手，走回乡逆庸德。将至，病濒危，家人环泣，庸德略按脉，顾家人曰：‘无妨。’亟以十余钱，出市买甘草，随令备糜粥，云：‘俟甘草汤成，饮后病必汗而苏，苏必饥，粥宜急矣。'后悉符其言，明日服一二汤剂而愈。或问：'用甘草何故？'庸德曰：'弟本无甚病，群医温凉补泻杂投，以至水火交战，因药瞑眩耳，甘草解百药，我先治其标耳。'其医术神化类如此。邑大令尚政文病，服其方愈，书"才堪华国"四字匾赠之。生平著有《药性赋》《锡葫芦赋》《药王游猎赋》传于世，而辟正群医之作与各种秘方，非亲爱子孙无有见者。卒时梁舍人以致仕家居，挽以联云：'济世有方，妙术竟难治老；长生无限，仙方何不传人。'"

程尹扬

1. 生平简介

程尹扬是桂平民间医生。根据民国《桂平县志》卷三十八记载，程尹扬，居军陵里官河村，举人程道光之子，年二十一补博士弟子员，尤精于医。其学于今古方术无所不窥，而能由博归约，故治病悉桴应。家贫，应秋试，沿途籍诊金资逆旅，自县至省陆路数百里，荒村茅店，咸闻其术之高。性慈俭，病而无钱者，赠医药不吝。祖及父俱为……孝廉，贵于一方，未尝以此自炫。来请者欲备车马，辄却之。著《验方》《朱批人身脏腑脉络全图》，享年 71 岁。

2. 临床医案

吉一里何桂芬家稍裕，妻病肉跳头大，厚币延诸医，远近已遍，俱无效。尹扬至，下桂附分量特重，桂芬不遽信，减半试服，疾旋愈。复延尹扬，诊之顿足曰："汝为何减轻吾剂，今虽愈，明年八月中秋复发，无救矣。"及期，妇病果发，桂芬思尹扬言，遣使求视，词甚哀。答曰："去亦无益矣。"是晚三更妇竟死。

同里韦村蒙姓有孙媳，才盈月而病，诊之拱手曰："冬间翁将抱孙也。"及期果产男。

守备黄某继室，年且五十三，妊期已过，体殊不适，虽名医亦茫然不知何症。尹扬入门，见其额光夺目，唇左润如珠，即向黄揖曰："夫人麟珠结半月矣，逾十月产男。"其神验多如此。

中村何有奇之母，年逾七旬，病症垂危，子孙为备棺矣。尹扬诊而笑曰："此老阿婆尚有微息，若服吾药，非但不死，且可再寿十年。”后竟如其言。

粤人有王其昌者，商于贵县，妾随侍，食粥四十日无矢溺。服尹扬药三时许，腹奇痛，响如雷，大号苦，各医佥云必死。须臾大小便霈然，遂愈，众咸神之。

永和里福山村某翁，有孙五日不食，一息奄奄，医者咸投桂附。尹扬到甫施闻望，急摇手曰：“不用桂，不用桂，信吾言，包汝三更贵孙索粥食矣，三天可痊愈。”后果然。

平南麦公和平码店伙伴四人俱病，危在旦夕，备快船请。既至，病者面如栀子，目如桂圆，肤急。用瓶中药水滴目上，各与数小丸入口，病者即转身举手。又晚，起身，自服药，更衣，数日平复。

其余着手春回者殊多，不能尽录。

程士超

1. 生平简介

程士超是桂平民间医生。根据民国《桂平县志》卷三十八记载，程士超，号上达，军陵里竹山塘村人。性灵敏，幼诵群经，早能领解，贫不能攻举业，乃潜心艺术。十余龄，游广东，访名师，久无所遇。西返游桂林，受业于朱易。易，江西人，生乾隆间，习医，得其乡先辈喻嘉言之传。士超日随之临症，夜则诵古方书，一生得力，全在于斯。旋，随易回浔营医，易之名大著于郡，无贵贱咸尊之曰朱先生，居十余年，易逝世。士超传其衣钵，施术不亚于易，故众人亦以尊易者尊士超，不止有若之似夫子也。士超益日加修励，传习师说外，并参考张介宾、薛立斋两家之言，故于外淫内伤，辄应手而瘥。道光间匪渐起，清廷调贵州标营驻浔，军士患疫甚剧，粮台杨某聘士超医，舍营病者俱愈，保赏六品顶戴。洪秀全起事，县主李孟群调军驻浔，复患疫，延士超随营医，亦收效，奏给即补县丞，归部选用。咸丰五年，值陈开陷城，旋里家居，将平日经验诸方，及各病体用，辑成一书，名《星洲实录》（星洲者，朱易悬壶之号。士超医道本于星洲，故著书不忘其本也）。以光绪十三年终世，寿年八十四。

2. 临床医案

平生医案不能尽忆，择要者。同治七年，鹿令传霖有姑母孀居随任，年三十余，病脑痛，服补剂无验，而且腹渐大如斗，两颊色似桃华，月信且断，诸医疑私胎。士超诊之六脉弦实，作而曰："此腹积药饵所致，积药清，则胀消，月事来矣。"立方施治，所言果效。治脑病不用药属，铸金为枕枕之，枕变黑。令匠以火化去，再枕，如是三次，而病愈。鹿令赠言曰："神同和缓。"

焦令肇骏向有鸦片癖，患浮肿，吸烟不能入口，诸医汤药无灵，或用龙肝研粉敷全体，仍无效。士超先发其汗，次理其脾，遂愈。赠曰："十全为上。"

其他官绅受医愈而题赠甚多。自程尹扬既已，后起者士超也。

3. 后继之人

兆麟又名石麟，士超子，幼传父学，复参究朱丹溪《心法》，张隐庵《伤寒论集注》，再从事于闽人陈念祖之说，著一书，名《医中参考论》六卷，藏于家。多发古人所未发。并有《本草经验质性篇》，书未成而卒，年四十八。生前医誉，克迪前光，求者络绎，常年晨出暮归，未尝稍暇。子锦堂，性亦能医。

鲍相璈

1. 生平简介

鲍相璈，字云韶，善化（今湖南省长沙市）人；生活于清代道光至咸丰年间，曾任职广西省武宣县，在武宣县著成《验方新编》一书。鲍氏自幼爱好医学，志存济世救民之心，其《验方新编·序》自谓："余幼时，见人有良方，秘而不传世，心窃鄙之。因立愿广求，不遗余力，或见于古今之载籍，或得之戚友之传闻，皆手录之。久之，荟萃甚富，各门俱备，乃删其不甚经验及数方相同与夫贵药不能力致者。今之所存，期于有是病即有是方，有是方即有是药，且有不费一钱而其效如神者。虽至穷乡僻壤之区，马足船唇之地，无不可以仓卒立办，顷刻奏功。区区救世之苦心，校仇不倦，寝食与俱，盖二十年于兹矣。"鲍相璈深知："医有时而难逢，药有时而昂贵，富者固无虑此，贫者时有束手之忧。"为方便之计，注重收录单方、验方、廉方、便方，充分体现其"区区救世之苦心"，而二十年不遗余力的精神。

2. 著作简介

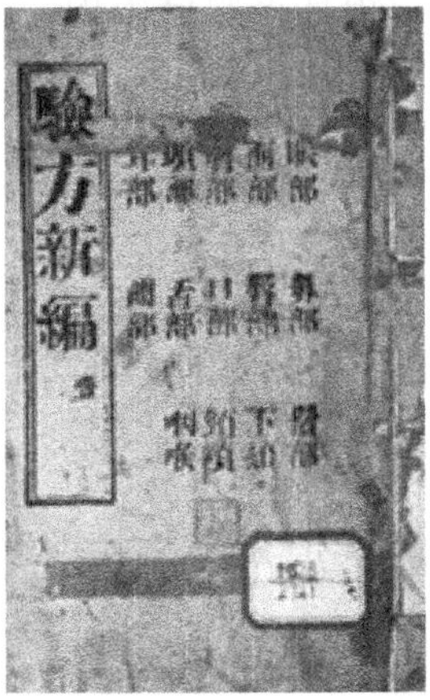

《验方新编》，鲍相璈编著，清道光二十六年（1846年）在广西武宣编成。此书影响较大，曾多次出版

《验方新编》成书于广西武宣县，刊刻于道光二十六年（1846年）。全书按病证分类99门，共16卷，是一部以医方为主，方论合参的方书。所列方药治法，用药少，方便易得，可达到“虽穷乡僻壤”而能“顷刻奏功”的效果。其编写体例独特，鲍氏按人体从头至足的顺序分布，目录以头、面、五官、颈、胸、心、肺、腹、肝、胃、肾、膀胱、四肢为编次；收藏了民间流行的单方、验方、偏方、便方，以及各种治疗方法6 000余条，涵盖范围极广。凡内、外、妇、儿、食疗、养生等临床各科，无所不涉；在施治上有内服、外敷、针灸、按摩、拔罐、引流及耳针、放血、民间正骨手法，甚至心脏按压、人工呼吸、心理治疗、祝由等，无所不包，内容极其丰富而方便明了。另外，刮痧篇还详述痧症种类及兼症的内外治法；尤精于民间刮痧疗法，极具广西地方特色。又骨伤专卷，精辟论述了伤损的检查诊断、正骨接骨、夹缚手法及民间手术。全书载方简而便，精而博；病者按人体部位对症查方，具有“按部缉症，按症投剂，犹如磁石取铁”的方便与特效。自道光年间问世以来，在国内广为流传，前后出现数十个版本，一版再版为百余家书局刻印。

3. 临床经验

其临床经验体现于《验方新编》一书中。如治泄泻：寒泻，则用胡椒末和饭作饼，敷贴脐上；或热柴炭布包敷；或盐炒敷；或糯米酒糠和盐炒敷；或酒炒艾绒做饼敷；或胡椒、大蒜做饼敷；或艾叶、灶心土、门斗灰、吴茱萸共为末，醋炒敷，均可取效。久泻不止，则大蒜须加银珠捣敷脐眼内，立止如神；又方，车前子盐水炒七次，真山药炒、真云苓各二两，甘草六钱为末，每服二三钱，炒糊米煎水调服；乌梅汤更妙，此亦神效；又方，白术一两，车前子五钱，煎服立止，此分水神方也。

黄道章

根据民国《桂平县志》卷二十八记载：黄道章祖父黄锡遐，别字东初。幼攻医术，脉学法李濒湖，治法宗张介宾。每切脉辄能细数病源，确定治法。常闲行人市，途遇里人莫姓者，惊谓之曰："汝病已殆，不治五日后不可救矣。"莫不信，五日果病，驰平延视，并询何以能预知之故。答曰："吾观其面目青黯，额际唇间尤甚，此肾将绝，早治犹可，今病发不可为矣，速备后事可也。"其精如此。至今乡中遗老谈善脉者，尤称道锡遐不已。

黄道章父亲黄应桂，字乙枝，锡遐子，少承庭训，治医业，尤精儿痘等科。性豪侠，喜交结。咸同之乱，以军功得六品顶戴。遇医流中有一技之长者，辄降心求教，务得其传，以故每遇奇症，世所称难治者，均能刻日取效。尝至族人家，闻邻舍儿啼声，惊而谓之人曰："此儿病已殆，不治将不起矣。"命往探，则以贫不能备医药告，乃为赠医而愈。鹧鸪李某，病阳缩，医者均治以滋阴壮阳之药，不愈，且加甚焉。应桂至，切脉已，命急作苏荷汤与服，群医咸嗤以鼻。已而药进病除，始相惊问故。公曰："《内经》不云乎？诸筋瘛，皆属于风，阳事为宗筋所聚，风动筋瘛，阳乃暴缩，驱之使出，病自愈耳，何奇焉！"清季种痘法未尽善，天痘流行，几于无岁无之，贫儿患者恒束手。应桂遇此辈，每从饮食消息之，微生虾炒豆，升发之力可比参、芪、莱菔、春菜；清毒之能，可牟羚、犀；生平经验，存活甚众。

黄道章，字万年，应桂子，后改名有章。……后往同里耀村，遇黄静山之女患急惊风，气息仅属，已委之地。道章闻而往，探心坎尚温，命以蚯蚓研末，灌醒，药而愈之，名遂噪。求诊者日众，乃益博览医籍，术亦愈精，而于内伤、虚痨、外伤、金疮各症尤见专长。平生治案颇多，有《家传验方集》。

龚彭寿

1. 生平简介

龚彭寿是贵县民间医生。根据民国二十三年《贵县志》卷十二记载，彭寿，字介眉，贵县桐岭村人，清庠生，同治元年生，民国十五年卒。旁通岐黄、卜巫之术。撰《医学粗知》二卷，稿本。凡四万余言，手自精楷，细若毫芒，出诸晚年，尤为难得。

2. 著作简介

《医学粗知》二卷，凡四万余言。自序云：天地以好生为德，自人受气成形而后未有不予之以乐利，而予之以忧患也。顾人或起居不慎，饮食不节，嗜欲不淡，而病有难免者，此忧患之所由来也。是以人不能无病，即不能无医，谓医可以起死而回生也。然医之一道，义理渊微，使业有不精，识有未至，温凉补泻一旦妄投，即终身贻累，轻而重，重而毙者有之矣，可不慎哉。程伊川先生云："病卧于床，委之庸医，比之不慈不孝，故事亲者，不可不知医。"言念及此，则医之不可不学也明矣。余自童年幼学，疟疾疥疮，缠绵莫愈，尔时神智未开，纵家有藏书，犹未涉猎也。至游庠后，又得腹痛一疾，每至夏秋间，如期而至，每发必对时而后顺，且一月间少则一次，多则两次，愁苦呻吟，延医调治，均无奏效，心焉悼之。不得已，翻阅群书，按病投药，兼和丸常服以断其根，而病势渐减。窃叹凡事求人不如求己也。自是以后，益用功夫，愈深考究，凡诸杂症，一一研求，爰于咕哔余闲，取古人所著者，参以俗尚，略为考订。因某病而设一论，因某论而设一方，简切详明，披卷易晓。且药不尚乎奇，剂不尚乎峻，颇为平稳。迄今汇集，幸克成编，聊以自便观览，作为家藏；固非敢谓洞悉渊微，与名医而媲美也，亦非敢谓可付枣梨，出而问世也，颜之曰：《医学粗知》。亦适知吾之分量已耳。光绪十六年，岁在庚寅，仲夏月，贵邑介眉龚彭寿书于桐岭之浮青书屋。

此书成于清光绪庚寅年，原系细字，腊真装成小本，冀便舟车。嗣因携往赴试，在舟中竟被宵小（小人）窃去。幸稿犹存在家内，时尚家塾课徒，从游颇众，旋即乘此机会，分派诸徒，手抄大字，以存旧本乃至今。迁延日久，历数十年，其间经虫蛀磨灭者十中已有一二，遂于民国十一年壬戌岁初冬亲为手录，并略加增删，去繁就简，于医学之治法，更为全备云。民国十二年癸亥岁四月八日介眉再志。

钟章元

1. 生平简介

钟章元，字霁庭，广西郁州（今广西壮族自治区玉林市）人，生卒已不可得。据《郁林州志》记载：钟氏于嘉庆十五年（1810 年）中进士，官授陕西清涧、郃阳县知县，绥州知州等，后以母老辞官归里。钟氏生性嗜学，博学群书，星历医卜，无不通究，而尤以医术见称乡里。主要著述为《伤寒括要》。

2. 著作简介

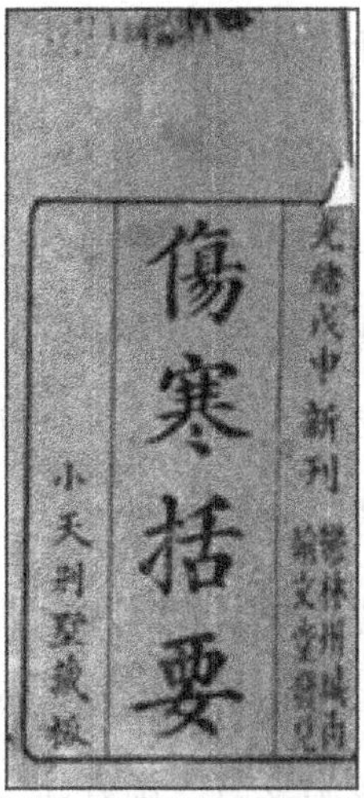

《伤寒括要》，钟章元托父母钟远洋、雅庵氏名撰写，刊印于道光庚子年（1840 年）

《伤寒括要》成书于嘉庆十一年（1806 年），刊印于道光庚子年（1840 年）。为钟章元托父母钟远洋、雅庵氏名撰写。版本有“连义堂刊”及“小天别墅藏版”字样，“连义堂”及“小天别墅”均无可查。据钟氏五代孙所述，该书为钟章元自费雕刊，因战乱刊本不多，雕版亦于土改前夕付之一炬。1990 年此书由广西民族出版社再版。

全书一卷，约3万言。作者在原序中提到“仲景之论，虽皆互有发明，亦各有出入，学者泛观博览，未由得其要领”。强调“广稽众说”而“汰其繁杂，撷其精华”。范敏言《伤寒论析义》称，其文章立论“折衷必归一是，攻补不执一偏”，以求达到宣扬、普及仲景原旨为目的。全书按证编目，先述正文，后附阐发，兼抒己见。文字简练，分步阐述六经、阴阳、表里、寒热，然后以证为纲，按证论治。立论精湛，析证全面，既获仲景之心旨，又能钩玄提要，有一气呵成之势。

3. 学术见解

在辨证论治上，钟氏注重外邪属性及其对疾病的影响，以及表里病机变化。其一，将太阳病按虚实分三类；阳明病分经病、腑病；少阳病为“往来寒热，便是少阳，不必诸症悉俱”，治疗亦“不可专执和解一法”，主张在小柴胡的基础上据证辨方，反对一见少阳，即“统以小柴胡汤”。其二，三阴病则统以阴阳论治；少阴病分阳邪、阴邪论治；厥阴病钟氏认为“其本阴，其标热，其体木，其用火”，治疗“必伏其所主，而先其所用，或收或散，或逆或从”，方能见效。

钟氏提出三阴亦有合病等见解。历代学者皆谓伤寒合病只有太阳阳明、太阳少阳、阳明少阳和三阳合病四种情况，同属于阳。钟氏认为由于阴阳互根，脏腑表里相合，因此“阳与阳合，不合于阴，则为三阳合病，阴与阴合，不合于阳，即为三阴合病”。并举例说“太阳病脉反沉”“少阴病反热”即“少阴太阳合病（肾与膀胱相表里）”；“阳明病脉迟”“太阴病大实痛”即“太阴阳明合病（脾与胃相表里）”等；还认为“三阳皆有发热症，三阴皆有下利症，如发热而下利，是阴阳合病矣”。作者在不违背仲景原旨的情况下，提出采用相应治法以期收到更好疗效。此书取法明代方有执“三纲鼎立”学说，并以脏腑经络发病之机制演绎辨证方法。对各证的论述既旁征博引，又抒以己见，并力避议论繁杂，一目了然而见仲景要旨。

钟氏融通古今，注意将六经论述与广西当地环境及湿热偏重的气候特点相结合，强调“夏月不可轻用麻黄”的观点，大力提倡胡天锡“以人参败毒散代桂枝，以九味羌活汤代麻黄”的治法；谓“此二方施之东南地卑气暖之乡，往往有效”。另外，钟氏取“酸米汤”入药治疗里热证，也与当地壮族人民夏季服用微酸不馊之稀粥，除痧去火的经验如出一辙。广西为壮、汉、瑶等民族杂居之地，千百年来各族人民积累了很多简便有效的治病方法，钟氏注重收集了这方面的经验，并录入《伤寒括要》中，体现了钟氏治验中具有地方特色的一面。

屈遵德

屈遵德是永淳县民间医生。根据民国十三年《永淳县志》卷七记载，屈遵德，字明古。辣村人。乾隆丙午科举人，任宜山县教谕。湛深经术，旁通诸子百家。乡荐任宜山时，同城广远太守某公有子六岁未行，黄瘦无润泽气色，百医罔效，延公诊视。公笑曰："公子无病，勿药有喜。"太守曰："然则将如何？"公曰："但每日置公子地上，戒婢仆毋多抱负，膏粱之味，禁勿与食，俟饿极少与之，病当痊。"如其言，旬日而气色生新，饮食大进；越两月，而精神焕发，行走轻捷，庞然一伟儿矣。太守酬以金不受，乃设筵请教曰："小儿恩叨再造，君以不医而医何也？"公曰："此胃病也。君恩爱护太过，仆妇辈默承意旨，彼抱带负，日不释手，使公子数年不沾土气。胃，土脏也，是五行已缺其一，胃安得不弱？今令日置于地上，则土气生，肌通畅，诸病悉去，何用药为！不见穷人子乎？敝衣恶食，壮健异于富儿可知。富贵护惜太甚，反使致病也。"太守曰："诚哉是言也。医虽小道，至理存焉。君之术，追神而明之者欤。"自是太守与公不时过往，遂成莫逆。太守为延誉于当轴（官居要职）者，请荐任太医院以相当之职，俟太医任满，即出任牧令。未几公卒于宜山任所。著有《医门心镜》六卷，无力刊行，遭乱，稿已被毁，与其他著作皆无。

梁廉夫

1. 生平简介

其一，梁廉夫是贵县名医，品行高尚，乐为善事。光绪二十年《贵县志》卷四记载："梁廉夫，字子材，城厢人，道光丙午年科副贡，博学端品，行谊为一邑冠。教授生徒，门多知名士。生平乐行善事，如立义仓，扩街道，重建武庙、衙署、试院，皆其悉心经理，百废俱兴。同治初兵燹，继以岁饥，途有饿殍，筹款购米，亲自发散给穷黎，存活无算。登龙桥覃塘汛，为贼人久踞，平定后，禁民复业，而流民野居露宿，穷困无归。慨然请诸当事，卒得弛禁。董办团务，前后七八年，一秉至公，多所补救。屡经保荐，以母老请改教职，选授灵川县教谕。在任十载，训士以立品为先，书院课文，必详加批削，循循善诱，士林咸爱慕焉。调署百色厅学正，旋迁南宁府教授。解甲归里，日以书史自娱，尤精岐黄，老而不倦，著有《不知医必要》编，行世；《潜斋吟》《见闻随笔录》，采入府志。光绪庚寅重游泮水，以子贵叠受封典，卒年八十有四。

其二，梁廉夫医德高尚而医术精湛。根据民国二十三年《贵县志》卷十二记载："(《不知医必要》）自叙曰：古来医书自《灵》《素》而下，代有著作，然类皆卷帙浩繁，义理精奥。吾人各有所事，既不能舍已业而习之，一旦有病，不得不托之于医。夫医所以济人也，识有不到即未免杀人。尝见世之市医，往往抄用歌诀，执而鲜通，幸而病愈，不知何药之投。若未愈，则不惮以人试药，始而轻，继而重，卒至于危而不可救。以父母妻子之性命，误于庸庸者之手而不自知，予甚口既焉。丙午秋，领乡荐后，家居数载，暇时辄取前人所著方论，择其辨证显明，药皆常见者，删繁就简，并参以已见，汇集成编。因遭寇乱，半已散亡，今任苜蓿闲官，谨将所存者检出，失者补之，略者增之，以便人抄录。倘不知医者，诚能家备一书，临症翻阅，庶不至为庸医所误，未尝无小补云。"梁廉夫为人命"误于庸庸者之手"感慨万端，不仅费尽口舌，而且潜心著医书以晓喻民众。

2. 著作简介

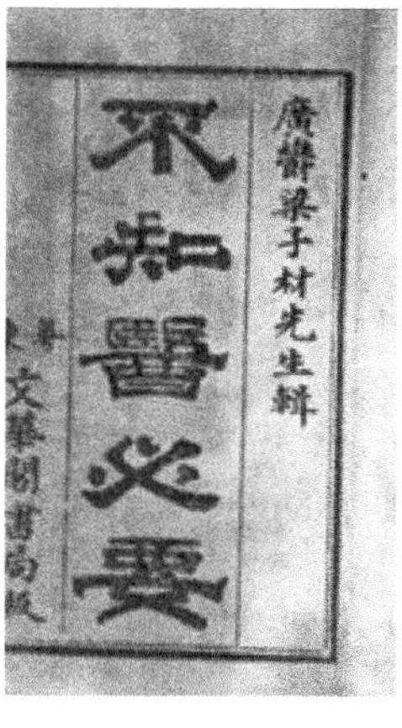

《不知医必要》，贵县梁廉夫著，清光绪七年（1881年）刊印

《不知医必要》书成于光绪六年（1880 年），清末梁廉夫著。该书专门为不知医者所作，备受人们欢迎，故曾四次木刻刊行：一为家刻本，二为桂林刻本，三为河南刻本，四为粤刻本。1936 年，浙江裘庆元将其收入《珍本图书集成》，在国内有一定影响。全书约十二万字，内容包括临床常见的内、外、妇、儿、五官科病证共 107 种，方多论多，是一本内容广泛的中医药普及性读物。

《不知医必要》一书，论述简明扼要而切于实际。篇首《要言》将医家、病家、病人注意事项，基本讲述清楚。其书选方较为精当，没有门户之见，共收方 400 余首，有经方，也有时方；组方大多按辨证论治原则编排，也载有一些民间习用而有效的单方秘方。书中所论病证，均以明显的临床症状为主要依据；所选方药，侧重于治疗常见病和多发病。

3. 临床经验

其一，病发时以攻邪气为主，发后以扶正气为主。梁廉夫的临床经验体现在《不知医必要》一书中。每一病证下，均有一篇短论，阐明该病的病因病机和治疗原则，有一定的个人的学术经验和临症体会。如“哮喘：此症原有夙根，胸中多痰，结于喉间，与气相击，随其呼吸，呀呷有声。偶遇风寒即发，遇劳役亦发。治之者，既发时以攻邪气为主，发后以扶正气为主。”

其二，在选方上，梁氏不局限前代医家方论。如对哮喘的治疗，推崇明代张介宾所提出的原则，但不局限于张介宾所创制的温补肾阳原则，而选用六君贝母丸等偏于健脾化痰的方剂，师其法而不泥于其方。在热症、中风、痰饮等病证上，作者选取了不同学术观点的医家的许多方剂，充分体现了善于集众所长而无门户之见的治医精神。

梁玉池

1. 生平不详

梁玉池著有《救疫全生篇》，民国时期在防治疫病方面，发挥了较大作用。

2. 著作简介

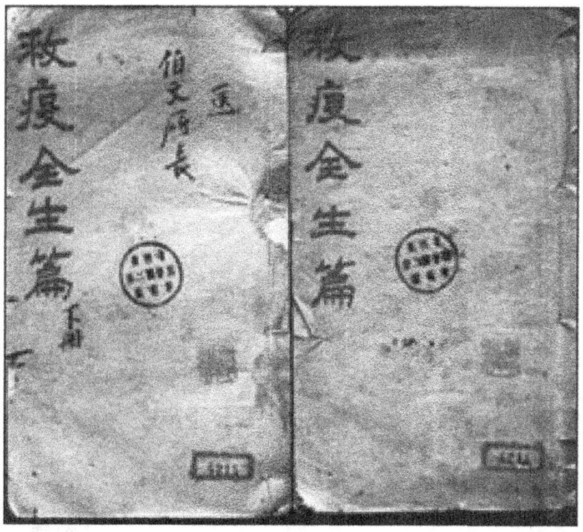

《救疫全生篇》梁玉池编著，清光绪二十五年（1899 年）由众人捐资于全县刊印，石印本

著作《救疫全生篇》二卷，在近现代广西传染病防治方面有较突出的贡献。书刊于清光绪二十五年（1899 年），又名《瘟疫明辨主治方法》。其书论瘟疫证治，载有辨气、辨色、辨舌、辨神、辨脉、辨疫与风寒异气，辨瘟疫兼证、表证、里证、不表不里证，共 105 证的症状、病机、治法、方药等。附名方八十二首，新增各种验方十首。书后以四言韵语记述切脉部位及二十八种病脉的脉象、主病及预后。现存清光绪二十五年广西全县广益石印本。

陆钧衡

1. 生平贡献

陆钧衡，在儿科痘疹论治方面，其贡献最突出。陆钧衡时任广西省立梧州区医药研究所教导主任，将家中所藏香山隐名氏的《痘疹症治验珍本》贡献出来，于 1935 年编辑刊印而成《痘疹症治辑要》一书，是近代广西痘科治验论述中最为详细的专著。梧州医研所在痘科的教学中，用之作为教材。查目前国内未见有《痘疹症治验珍本》一书，而此书的内容详尽且精当，涵盖丰富，是广西现存近现代中医书籍中不可多得的善本。民国二十六年（1937 年）陆钧衡又撰《中华医药原理》。

2. 著作介绍

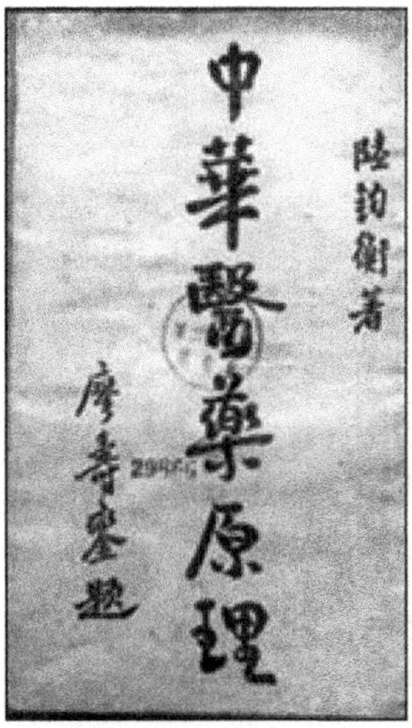

《中华医药原理》，民国二十六年（1937 年）陆钧衡撰，该书广告刊登在学校的期刊上

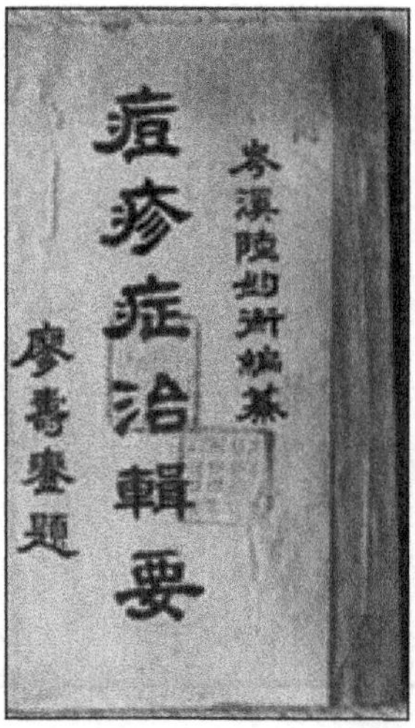

《痘诊症治辑要》岑溪县陆钧衡根据家藏香山隐名氏遗稿编著，民国二十四年（1935 年）付印作为梧州区医药研究所种痘传习班讲义

《痘疹症治辑要》全书一卷，约 5 万言。统一以章节名称编排，痘、疹分立。全书编写条理清晰，前四章为痘疹的症治内容，末章为“痘科心法要略”。

第一章“痘科症治论”，按出痘时间，痘出后之见点、起胀、灌脓、收靥、落痂等病程演变分步讲解。然后再结合身体出痘的部位、出痘后的形色脉症，以及痘与疮疹的鉴别、调养禁忌、不治之症等一一论述。

第二章“痘科杂症治论”，总结了从发热、汗出、腰腹疼痛，到呕吐、不食，乃至泻、痢，男子年长出痘、妇女行经出痘、出痘孕妇、痘出遇产等痘出后可见的五十二种不同兼症，详细论述了痘科兼症的治疗方法。

第三章“疹科症治论”，将疹疾的演变和兼症合为一章，统一讲述。

第四章“痘疹症治备用良方汇录”。

第五章“痘科心法要略”，章节内另有序言。此章辑录了原书作者香山隐名氏多年治疗痘疹疾病的经验。隐名氏认为，“痘始终以根血为主，尤必一线蕊红紧绕于根下，而不外散者为贵”，治痘“先必辨其虚实寒热，尤必审其表里轻重缓急而权衡之”。其吸收了前人霍氏气血亏盈之理，认为“气体天而亲上，血体地而亲下。凡痘其高起之疱，为痘之形，气之位也”；“若顶陷，则气反下。此气亏而不能充也，法当补气”；“四围根脚无红晕，此血亏而不能附也，法当补血”，等等。书中还批驳了前人用运气学说，以单一年代运气主病的思想指导治痘之法的谬误。书后附带了 19 个治疗痘疹的验案，将前面四章中所提炼的经验，做了详细例证阐述。

陈务斋

1. 生平简介

陈务斋早年接受家传医术，后又到上海中医函授学校学习，对中医理论理解颇深。民国时期，陈务斋是治疗时疫成效最为突出者之一，在近现代广西传染病防治方面有较突出的贡献。

2. 临床经验

其一，霍乱治疗。1917—1918 年，容县霍乱流行，陈务斋前往救治，病人多痊愈。对霍乱中气将绝者，陈务斋急投附桂理中汤加砂仁、法夏，煎后待冷，冲麝香五厘徐服，一服气复，再服能言，继服十全大补汤十日而愈。

其二，瘟疫治疗。对于瘟疫中伤风，症见恶寒发热、面色紫黑、舌卷、深红起刺、苔黑燥、腰脊硬痛、神昏不能言语等，则急投羚犀杏石解毒汤，连服三剂；体热略退，形骸稍润，但仍日醒夜昏者，继投大承气汤加黄柏、桃仁、红花、生地、石膏、莲心、花粉、麦冬等，再进三服；下燥便数次后，仍见阴虚者，再用百合固金汤、阿胶补肺汤加石膏、知母、西洋参等调理善后。此案三方被上海名中医何廉臣《全国名医验案汇编》收录，并给予极高的赞誉：“非素有胆识和经验，则不能负此重任。”

其三，白喉防治。对于白喉的防治，陈氏亦有独到的心得。其论文《白喉症一夕谈》提到：白喉的病因主要是多种因素所致“津枯肺燥，阴虚液竭”。在治疗上，陈氏用养阴清肺，滋润为纲，忌表散及苦涩辛燥等品，方用“养阴清肺汤，必先除减薄荷；竹叶石膏汤，必先除减羌夏参；百合固金地黄汤、桑丹泻白散，应对症而施轻重”等。

其四，鼠疫治疗。在鼠疫的认识和治疗方面，陈务斋提出病因为“不究卫生，饮食不适，肠胃蓄湿生热，菌毒飞扬，由口鼻吸受”，治疗上首先强调用石灰及泉水，洒房室四周，灭菌消毒，然后用汤剂加外敷消毒法。在汤剂上取用刀柿羚犀汤用以降逆除呕，开胸定喘，清热解毒；一服呃逆除，体温降低后，再用除疫羚犀败毒汤连四服，取其大泻肝胆伏火，败毒灭菌，并外敷败毒消核膏；如遍身起赤粒者，用羚犀桃花败毒散，取其凉血败毒消核退热；醒而不昏，能起立略进粥食，唯烦躁未平，眠睡不宁，咽干口燥，头部微晕，诊脉数无力，乃热极伤阴，津液不开，浮火冲溢，用犀角地黄汤合人参白虎汤加减，取其滋阴降火，助气生津，退热凉血，清心宁神，数服眠安而愈。1935 年，国民政府为了表彰陈务斋在防治时疫方面的功绩，特授予“十全著绩”“当代名医”匾额两幅，三等嘉禾奖章一枚及执照一摺。

其五，多种病疫治验。近代广西流行的传染病还有很多，如疟疾、痢疾、肠伤寒、天花、暑温（脑炎）等，均可称之为时疫。医家对疫病的治验，是首先认识到瘟疫先由口鼻而入，集中使用温病的清热、泻火、养阴、开窍等法治疗，还用了许多治疫良方和民间验方。陈务斋创制的治疫方论被收入《全国名医验案汇编》达 14 条之多，由此可见广西医家在时疫治疗方面积累了较丰富的经验。

罗哲初

1. 生平简介

罗哲初（1878—1944），近代医家。字树仁，号克诚子，广西桂林人。幼读经史，聪慧过人，十余岁进学，及长，应会试，中举人。清政府废科举，兴学堂，罗哲初曾随来广西的外国传教士学习西洋音乐、钢琴演奏之术，且又擅长国画山水。辛亥革命后，他被当时西南地区著名高等学府——广西大学聘为音乐、美术教员。李宗仁、白崇禧等皆由该校毕业，亦曾从学于罗哲初先生。罗哲初亦曾任教于桂林国立体育学堂、桂林师范学堂等。

罗哲初勤学苦读，并精研医理。三十余岁从左修之学医，擅长针灸，尤通子午流注之说。20 世纪 20 年代末，罗哲初离桂赴沪，传授针术，同时悬壶济人。不久，以其超群医术而医名远播。在此期间，罗哲初在上海、南京、宁波、安庆等地先后举办了八期“针灸讲习班”，受教者四百余人，为针灸界培育出了一批有才华的针灸人才。这些人遍布大江南北，形成了一支有影响的针灸流派。

罗哲初与宁波名医周岐隐友善，并结识陕西名医黄竹斋。1935 年又与黄竹斋共事于南京中央国医馆，受聘为中央国医馆编审委员。因见黄氏求学心诚，遂将老师左盛德珍藏其师张绍祖（张仲景 46 世孙）所授之第十二稿《伤寒杂病论》（桂林古本）十六卷示黄（黄竹斋将此仲景十二稿《伤寒杂病论》亲手抄录一遍研读），并向世人公布了他藏有的古本《伤寒论》。1937 年，抗战全面爆发，罗哲初携家返归桂林原籍，以《伤寒杂病论》正本传其子。抗战末期，日军攻入大西南，他避走灵川，日军毁了他的宅室，使他精心搜求多年的书籍资料，也毁于一旦，他因此受到沉重打击，忧愤成疾，于 1944 年秋，病逝于桂林，享年仅六十六岁。罗哲初一生从事针灸临床和针灸教育事业，他不仅是一位造诣颇深的针灸学家，而且是一位桃李满园的针灸教育家。

罗哲初有二子、二女。长子伯寿，次子继寿，均已作古。长女亦逝，唯长女婿莫雪村大夫，今仍在广西灵川行医，已八十余岁矣。小女绵宁，在上海居住。

2. 著作简介

罗哲初的《针灸发微》《针灸节要发微》于 1949 年出版。《伤寒杂病论》正本于 1956 年由其子献出。其研读《内经》有独特的见解，著有《内经针灸汇集》4 卷。另辑有《脉纬》《难经原本》等。《脉纬》一书，刊于民国十七年（1928 年），分上下两篇，上篇阐述了各经脉及经脉循环度数、轻重为病等；下篇论述了三部九候、阴阳脉、四时脉、五脏脉、岁运脉等脉法。

罗兆琚

1. 生平简介

罗兆琚（1895—1945），晚年号篁竺老人，广西柳州市人，是近代广西乃至全国较为盛名的针灸学家和中医教育家。少时喜爱医学，从 1924 年起，专研针灸。

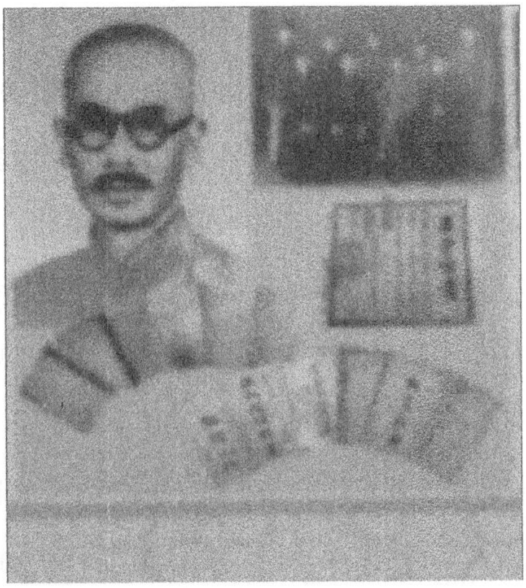
罗兆琚及其医学著作

曾在广西桂林、柳州、鹿寨、雒容、金城江等地行医传术。业医之余，潜心研究针灸学术，颇有心得。20 世纪 30 年代初，罗氏即与著名针灸学家承淡安常有书信往来，研讨针灸学术问题。至 1933 年《针灸杂志》创刊后，罗氏便将自己多年研究所得，不断撰写成文，按期投稿。其文“悉皆精心之作，明白晓畅，启发来者匪浅也”。罗氏“抱负远大，志在阐扬国粹而造福人群”，承淡安对其甚为钦佩和赏识。1935 年夏，应承淡安的邀请，罗氏捐弃诊务，远离家乡，受聘于江苏无锡中国针灸学研究社和针灸讲习所，任该社研究股主任兼编辑股副主任、讲习所讲师兼训育处主任、针灸杂志社编辑等职。其间，罗氏讲授经穴、诊断、消毒等科课程……1937 年抗战爆发，罗氏返乡继续行医治病，培养后学，共计开办 10 多个针灸学习班，学生达 200 多人，培养了不少针灸骨干。1945 年 8 月，罗兆琚病逝于柳州，享年 50 岁。

2. 著作简介

罗兆琚著作较多，后因战乱之故丢失一部分，现存的罗氏著作和教材有《实用针灸指要》《中国针灸学配穴精义》《新著中国针灸外科治疗学》《儿科推拿辑要》等 16 部，论文 20 余篇。

《实用针灸指要》(1933 年)，以历代针灸典籍为蓝本，结合作者的临床体会，根据课本格式编著而成。其著主要特点是论述穴义要旨，正如其后他在《中国针灸经穴学讲义》中所强调“必知其性之所在，而后明其功用之特长。故研究针灸术者，不知穴之性质，亦犹讲方剂者不识其药性，药性既不能识，焉得为讲方剂者哉”。其著将经穴分气、血、虚、实、寒、热、风、湿 8 类，立意新颖而实用。可作为研究针灸专业的参考书，也可作为学习用之课本。

《针灸便览表》1933 年分期在《针灸杂志》上陆续发表。由 15 个表格和一幅图组成，十分有特色。具体内容包括：十二经络变化简明一览表、八法八脉推定六十甲子日时穴道开合表、子午流注逐日按时定穴表、十四经穴补泻手法表、经外奇穴表、别穴遍览表、同穴异名检查表、按部取穴表、行针指要表、肢体五部要穴表、井荥输原经合主治表、伤寒症治疗表、十四经脉紧要百穴治症表、疔症治疗捷法表、疔症奇穴表和疔症部位图。该书所介绍的内容重点突出，将针灸学中必须掌握之重点、难点简化后，确实能使读者一目了然，学习时有事半功倍之效。

《中国针灸学配穴精义》（1935 年），现存民国刘玉阶抄本。该书无序言和编辑大意，亦无其他编撰说明；不分卷篇和章节，而采用类似于阐述中药药对的论述方法，直接以 31 篇短文论述 61 种常用腧穴的位置和功能特点，以及配合的原理与功用，强调穴位配合和使用后出现的特殊功效和临床意义。

《中国针灸经穴学讲义》（1935 年），是罗氏在中国针灸学研究社授课时编写的讲义。该书共分 2 章，书中主要强调“解剖部位、经脉主治、性质禁忌、手术别名、考证附记”等。第 1 章经穴学略说，主要载述骨度法、同身寸法说、十四经脉经穴部位分寸歌及井荥输原经合及络募标本浅说等；第 2 章各部经穴，将经穴按头盖、颜面、头顶、胸腹、侧身、腰背、肩胛、上肢、下肢等部位分类，每穴均分别介绍其解剖、部位、经脉、主治、性质、禁忌、手术、别名、考证、附记等内容。

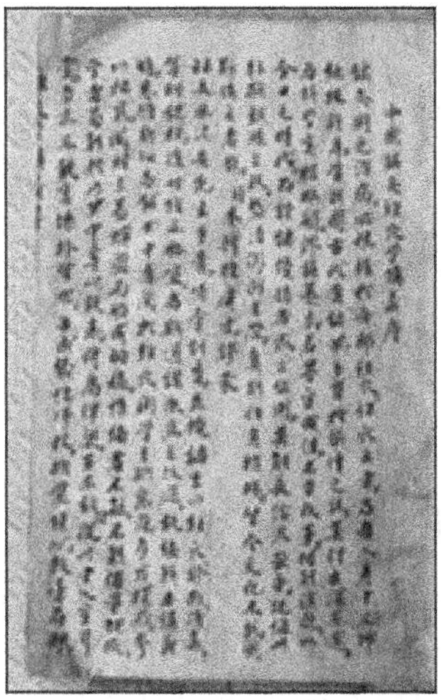

《中国针灸经穴学讲义》（1935 年），是罗氏在中国针灸学研究社授课时编写的讲义

《针灸经穴分寸·穴腧治疗歌合编》（1935 年），将十四经穴、经穴的定位、尺度法、四总穴、八会穴取穴，以及十二经穴补泻、十三鬼穴、五运主病、行针指要和腧穴的治疗作用全部编成歌诀，并绘制穴位简明图、治疗简明图，是一本便于学者诵读和记忆的口诀书。

《中国针灸学讲习所消毒学讲义》（1935 年），部分内容曾发表于《针灸杂志》上，现存 1935 年抄本。此书引入了西医无菌学观念，分十二章节，先后对细菌之发现、研究、正规形态、种类及其与病毒之关系、传染、消毒之种类、酒精之性质与效用、日光与干燥之关系及消毒之法则等做了详细的介绍。

《新著中国针灸外科治疗学》（1936 年），现存无锡中国针灸学研究社铅印本，是我国首部针灸治疗学专著。全书首列张景岳、李杲等古代名医有关医论摘要，作为诊治指南；继则分门别类，论述疔疮、痈疽、丹毒、疮疡、瘿瘤等外科病证的概念、病因、病机、发病特点及预后转归等；然后分头面、胸腹、背脊、四肢、杂证等 5 门，再按门分类，罗列外科病证共 445 种，并分别注明其病因、病状治疗、助治等。首次构建和阐述了针灸外科治疗学学术体系，可以为后进者做一外科治疗之准绳。全书简明确当，极便实用。

《中国针灸学薪传》（1936 年），现存 1936 年柳州神州针灸学社石印本。全书分 2 章。第 1 章针治学，先论针治之基础知识，后论基本针法，再论针治以外的预防和处理方法，最后论述针的保存、消毒及制法等问题。第 2 章灸治学，先论灸治基础知识，后论基本灸法，再论述灸治意外的预防和处理；最后论及药条的制法与药的保存。全书对针法和灸法的原理及应用做了较好的总结。

另外，罗兆琚还在各地期刊上发表论文 20 余篇，如《四华穴法之研究》《从血液作用说到针灸效能》《抗战中的针灸术》《针灸之生理作用说》等，给后世留下大量珍贵的学术资料。

3. 学术思想

罗兆琚有感针灸古术中某些针法过于繁复庞杂，故其著作多记载的是他所擅长使用的效验针法，其施针手法多精专效宏。罗兆琚立意针灸医术的改良，提倡中西合参、西为中用。在诸著作中多用西医之理来解释中医学理论的内容，力求以西释中，中西结合。

其一，提出创见性“穴性”概念。罗兆琚在针灸方面最大的贡献，是于《实用针灸指要》中首创性提出了“穴性”的概念。《针灸杂志》第二卷1~5期中连载了专著《实用针灸指要》，明确提出“穴性”理论：“药性穴性，其义一也，凡研究药剂者，莫不谙熟药性，针灸家对于穴性之研究，实未之前闻也，本篇共集穴性二百六十二穴之多，并依经脉次序、详细举出，尚冀针灸同志，努力精求，继续发明，俾臻完善，实所望于先后进君子。”其《实用针灸指要》“穴义要旨”一章进一步提出了“穴义穴性”的概念：“夫所谓穴义者，即各穴具有之主要特性也。”他把穴性与中药的药性相类比而归纳出穴位的功能或功效，把全身各穴按主治疾病的功效分为气、血、虚、实、寒、热、风、湿8类，各类分别有41、21、34、46、21、51、29、19共计262个穴位，并附以简明表以备取穴选择。如气类穴的功效如下表：

中府　理肺利气	三里　升气降气调中气	水道　理三焦膀胱肾中热气
尺泽　调肺气	劳宫　清热理气	隐白　升阳气
鱼际　清热利气	阳陵泉　行气导浊	三阴交　行气降气
曲池　行气	太冲　降气	神门　降心内郁结之气
巨骨　开肺降逆气	气海　固元气振阳气凡一切气疾俱以此穴为主	天柱　理气治气乱于头
天枢　调肠胃之气		复溜　固卫气布阴气收肾气
缺盆　开胸降气	膻中　升脾气降胃气	彧中　开胸降冲气
陷谷　调胃气	大椎　调和卫气	大陵　降心气除浊气
公孙　运脾气	膏肓　补阳气	肩井　镇肝气降逆气
大包　行胞腹中诸气	云门　开胸降气	大敦　泻肝气
攒竹　宣泄热气	列缺　逐水利气	关元　驱腹中一切冷气
大杼　理气道	合谷　升气降气行气宣气	中脘　鲜郁气升清降浊利气
通谷　理五脏之乱气	肩髃　理肺舒气	天突　降气
俞府　降逆气理肾气清肺顺气	气户　利气	上星　泻诸阳热气

这种创造性的分类法简单明了，较好地归纳了穴位的功能，对读者在穴位功效的理解记忆上有很大帮助。

其二，创建了针灸外科治疗学体系。罗兆琚十分重视针灸在外科疾病诊治中的地位和作用，他在针灸治疗外科疾病方面经验丰富。其著的《针灸外科治疗学》，按头面、胸腹、背脊、四肢、杂症5门，将外科疾病分成445种，并分别注明其病因、病状、针灸施治方法、助治等，创建了针灸外科治疗学体系。

李文宪

1. 生平简介

李文宪出生于1909年，卒年不详，别号剑奇，广西藤县人。心存博济，志切国医，好学苦思，笃学不倦，尤嗜针灸。曾跟从广西省立梧州区医药研究所教导主任陆钧衡游学多年，“历游江浙港澳之间，从学针灸之术”，成为专职针灸中医师；在广西梧州救治了许多危急病人，“屡起沉病，济人利物”。1929年，承淡安在江苏望亭创立中国第一个“中国针灸学研究社”，设针灸函授班，广传针灸薪火，李文宪加入该社学习针灸术，成为中国针灸研究社的学员。1934年进入广西省立梧州区医药研究所别科班（学制一年），再度研究探讨岐黄之术。毕业后供职于广西省立南宁区医药研究所，聘为针灸讲席；1936年就职于广西容县国医讲习所，聘为针灸科教席。其后一直行医。

2. 著作简介

著有《针灸精粹》一书，于1937年由上海中华书局出版；还有《瘰疬特效灸法》（1933年）、《井荥俞经合—络—经脉起止绘图之原因》（1935年）、《针灸十三鬼穴谈》（1935年）、《治慢性遗传哮喘》（1935年）、《偏头痛》（1935年）等论文，发表在《针灸杂志》及《广西梧州区医药研究所汇刊》杂志上。

《针灸精粹》一书扉页有马君武等人的题词，广西梧州区医药研究所所长廖寿銮、广西南宁区医药研究所所长刘惠宁、容县国医讲习所主任刘克复、梧州区医研所教导主任陆钧衡为其作序。全书共有14章，李文宪先将人体经络穴位图六幅刊于卷首，在第一章阐述了针灸的经穴图和针灸学的源流。其次，用“针灸治病论、人神天忌论”两章来讲述针灸治病的原理。此后分五章：实施方法、禁刺禁灸、制普通针法、煮针、治折针，讲述了实行针灸术基本的准备、消毒、施针方法、禁忌、事故处理等问题。第九章，李文宪引用了罗兆琚“穴性”的理论归纳出来的穴位功能或功效，并列于书中。此后李文宪逐章阐述配穴理论、各病症的针灸论治、十二经脉起止穴名及各经主病、奇经八脉穴名和十五络穴。作为针灸学科入门读物，全书吸取了罗兆琚“穴性”的概念，将针灸所需要掌握的基本理论阐述得简明清晰，易学易懂，对初学针灸者有一定的帮助。

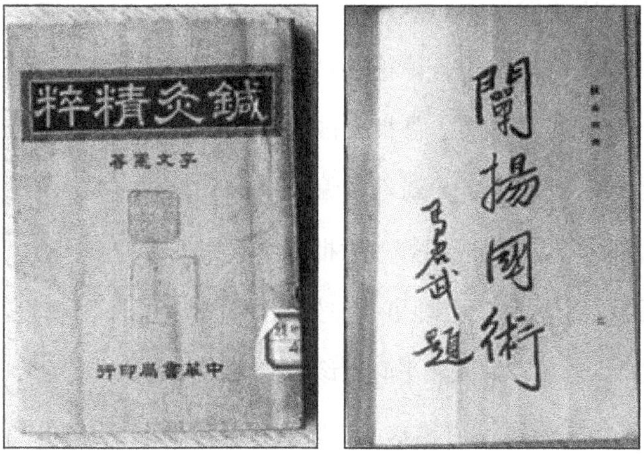

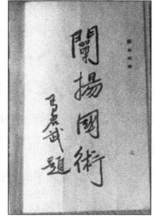

藤县李文宪著《针灸精粹》，民国二十六年（1937年）由上海中华书局出版。马君武（曾任广西省长、广西大学校长）为其书题词

彭祖寿

1. 生平简介

广西百色人，生年不详，教师出身，中医学造诣颇深。曾在罗兆琚与承淡安所办的无锡中国针灸学研究社中学习，1937 年曾获全社成绩比赛第一名。学成回乡后在百色地区开办诊所，造福一方，名望甚高，深受当地群众欢迎。

2. 著作简介

1933—1944 年在《针灸杂志》《现代中医》《复兴医药杂志》上发表了《针灸治疗表》《针灸验案》等大量论文。

刘六桥

1. 生平介绍

刘六桥（1874—1951），又名汉龙，别号潜初，广西容县十里镇藜读村人。一生嗜书成癖，精勤不倦，治学严谨，一丝不苟；国学功底深厚，经史百家，琴棋书画，无所不通。因深感国运不昌，伤黎民之疾苦，弃儒从医，矢志于岐黄，对《内经》《难经》《伤寒论》《金匮要略》《千金方》等经典及各家医籍无所不窥。曾先后悬壶于容县、南宁等地数十年，识广技精，疗效卓著，全活甚众，屡起顽证、危证，在当时广西中医界具有崇高的威望。1934 年，任教于广西省立南宁医药研究所（广西中医学院前身），执教八年，曾获国民政府颁发乙等嘉禾奖章及奖状。先后主编主讲本科班《伤寒论》《妇科》《眼科》，以其数十年之临床经验，阐述医学之奥妙，旁征博引，深入浅出，谆谆善诱，深受学者之爱戴。之后的广西中医学院教授、首届国医大师班秀文，首批全国名老中医黄荣活及当代广西名医黄道存、张本等，均是刘六桥的学生。刘六桥编著有《伤寒学讲义》《妇科讲义》《眼科讲义》《六桥医话》及有关医案等一大批医学著作，惜均未刊行。

1942 年返回故乡，任容县中医师公会理事长。生平耿介自持，不阿权贵，毕生勤奋，旷达乐观，逝世之日，尚接诊病人。平时除诊病授课外，晚上从事编著，常至深夜，从不午睡，暇则看书学字，每笑谓“六十临帖，仍有进步”。喜欢吹箫弄鼓、拨弦弹琴、朗诵诗歌，洞箫、三弦、月琴、扬琴皆能，偶吟至“不为功名始读书”之句，辄勉励子孙说：“做人当作如是观也。”虽学验俱丰，誉满杏林，仍谦虚为怀，从不矜耀自炫，不道人之长短，不妒忌别人之功；与同业相聚，礼仪有加，为师谦和，师生间如切如磋，谈论相融，亦倍受行家尊敬。医德医术，众多称道，年七十五，广西通志馆馆长封鹤君曾为作寿，序曰：“先生名位虽未显，而仁心仁术，有利于众，老而不敢自暇，视世之猎取富贵而功业实无可纪者何如也！”刘六桥立志于救贫济危、振兴祖国医学，成为八桂妇科流派的先师与奠基人。

2. 学术思想与临床经验

首先，提倡寡欲保精。刘六桥《嗣育》一文，主张“寡欲养精，少生优生”，将夫妇、种子、生活、环境、教育、道德、家庭、社会、民族、国家等结合起来，阐述“性”和“少生优生”的重要性。尝云“嗣育一文，系我得意之作”，体现其对社会、国民素质的强烈责任感，文章字里行间透露出其气度与气节，实为可仰可敬。

其二，医法多样，用药灵活。刘六桥崇古而不泥于古，不为前哲之论所囿，如对《医宗金鉴》子痫、子嗽条中，药用苡仁、丹皮二味，大不以为然，认为此二物，前者润滑，后者凉开，于胎元不利，虽然《内经》载“有故无殒”之说，仍以不用为佳。其遣方用药，圆活多变，不拘经方、时方，甚或择善而用民间单方。尝曰：“方不在多，有效则灵；药不在贵，去病则名。”其用经方或单方，均有神妙之功。如用当归四逆汤、附桂理中汤加吴萸治霍乱，每起垂危之疾；又如，有一小儿患腹泻，便色暗红，四处求医，有作痢疾者，有作便血者，有作肠风脏毒者，治疗均无效，势已危笃，经刘六桥详诊博询，得知过食瘟牛熟肉而中毒，用苦瓜藤煎水与服，一剂而愈，真可谓“单方一味，气死名医”。所创小儿暑泻一方，用洋参、花粉、竹叶之类，能治病毒性泄泻脱水重症，容县医院副院长刘鸿书曾采用此方，甚为赞赏，称其可补西医之不足，云云。

其三，善用整体调控，下病上取之法。《妇科讲义》载其验治，他效张仲景用当归贝母苦参丸，治疗妊娠饮食如常而小便不利之症。刘六桥举例，有一种病症，胎火上逆，藏燥肺郁，肺燥则天气不降，不能清肃下行，小便短少，但不甚痛，四物汤加天冬、麦冬以清肺；肾主水，肾燥则地气不升，四物汤加北细辛以润肾；再加木通、茯苓以通其便，或小便有，而难出气虚也，加鹿参、甘草以补气。古人用安乐散以统治之，究不若分别用药而效速也，安乐散方：麦冬、木通、归身、灯草、滑石、人参、细辛、甘草；但方中滑石一味，能滑胎八九月之孕，小便赤涩者用之，若惯小产极虚弱之妇，勿用。其膀胱病而治肺，是下病上取之法。

彭子益

1. 生平简介

彭子益（1873—1949），白族，云南大理鹤庆人，清末至民国年间著名医家；医学造诣颇深，才学过人，出言诙谐辛辣，孤傲不驯，识见超迈，不与同道合。

曾游学京华，任清太医院宫廷医师，得以大量阅读宫廷珍贵医书。辛亥革命使清帝退位后，山西督军阎锡山聘请他到太原中医学校讲学；此后大半生都从事中医学讲授与中医人才培养。曾任中央国医馆园运系主任、教授；负笈游历重庆，自荐于吴棹仙创办之重庆巴县国医学校任教。1933 年陈伯勤、梁韵平在广西玉林成立玉林兴业县医学研究社，并招生开班授课，彭子益受聘讲授中医。抗战期间，曾一度回云南，在省民政厅大力支持下，倾力尽心地口传身授中医学。为成都同道延请，前往成都四川国医学院讲学，滇中学子有慊于心，1942 年受敦促回云南继任；因其女婿抱病桂林，电促前往诊治，其后留行于广西桂平、博白、合浦等处讲授中医数年。1949 年病逝。一生倾注于中医学教育与人才培养，著书立说，把毕生的心血奉献给了中医事业。

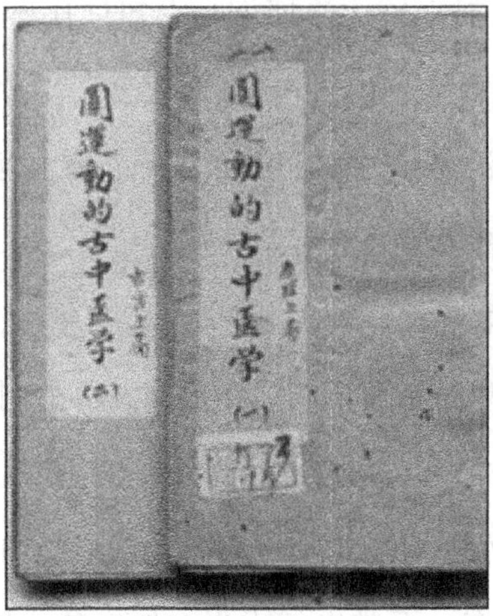

《圆运动的古中医学》，彭子益著，民国三十五年（1946 年）。共 16 集，油印本

海纳百川，有容乃大；深通医籍，博雅淹贯。因接受西方科学，他系统地用法医学、植物学、化学、生物学、生理解剖学、生理学、细胞学、营养学、气象学、土壤学、无线电、力学、物理学 13 门学科证明中国古代文化原则，写有《系统的古中医学》一书。后于 1947 年，彭子益 74 岁时重著于广西博白，改名《圆运动的古中医学》。彭子益自序曰："此书自民国十年起，历充太原、北平、成都、重庆医学教本，南京中央国医馆特别研究班、昆明市中医学特别研究班教本，前后二十余年，新旧同学二千余人，一致欢喜，认为确能使人认识中医学本身真相，增加功效，缩短学程之本，共修正过三十余次。此书原名《系统学》，从同学诸君之请，改名《圆运动的古中医学》。中华民国三十六年丁亥端午，彭子益重著于广西博白，年七十四岁。"

2. 著作简介（据其自述）

其一，写作目的：居今日科学昌明时代，而编著学中医的书籍，一要不但能保存中医原有的功效，而且要能增加中医原有的功效。并且要缩短学习成功的学程。方能引起学者的兴趣，而学到成功。而增加功效，缩短学程，学到成功，必先使学者彻底认识古中医学本身真相。

其二，时代特征：彭氏用气象学、土壤学、植物学、生理、生化等13门学科证明中国古代文化原则，即“关于生物生命的宇宙中的大气圆运动”，从而提出古中医学之原理源出于此。撰著《系统的古中医学》，创“圆运动中医学”理论，该书收录了“生命宇宙，系统原理，处方基础，伤寒读法，温病本气，时病本气，儿病本气，时方改错，《金匮》药性、脉法、医案、女科、外科读法”等九篇医论。文中并对中医温病、时病、时方等阐述已见。彭氏关于脉法之论述，台湾著名中医临床家马光亚在其所著《台北临床三十年》已予收录，并认为彭先生的脉法确有可采之处。

其三，独特创新：新旧医学原则上原有一致之点，商务印书馆出版之大学丛书疾病总论有云，宇宙间森罗万象，无非物质势力运动。物质发生势力，势力发生运动。疾病者，细胞之物质势力运动之变动也，云云。古中医学，人身与宇宙，同一大气的物质势力圆运动之学也。自古以来的医书，未曾将人是大气生的一语道破，只有似是而非的说法，无彻底明白的说法。求一有原则有系统，使学者计日成功之本，不可得。后人不能认识中医学本身的真相，无不终身在猜疑摸索之中。猜摸有得，再猜再摸，又不是矣。谓中医学，自古迄今尚未成立，并非过论。

其四，写作原则：中医为人身与宇宙同一大气物质势力圆运动之学，本书本此原则，用中医原有名词，以有原则、有系统、有证据的科学方法编成之，不掺入一句西医名词。因物质势力运动的原则，中西是相通的；物质势力运动的方法却不同。中医的物质势力运动，是整个不可分析的，是圆的，是活的，不是死的，如掺入西医名词，中医学的本身真相，反遭掩晦。不唯功效不能保存，中医的本身必致灭亡。

其五内容次序：

其内容十六篇：原理上、下篇；脉法篇；舌苔篇；古方上、中、下篇；药性纲领篇；汤头改错篇；温病本气篇；小儿病本气篇；时病本气篇；杂病篇；金匮方解篇；伤寒论方解篇；伤寒论六经原文读法篇；注释王孟英医案篇；生命宇宙篇；杂说篇。另印单行本，以次科普。其学习顺序是：

(1)《原理上篇》。将二十四节气太阳射到地面的热的降沉升浮简图，认识清楚。从降认识起，即得着全书整个雏形。再将十二经圆运动的名词认识默记，即得着中医学整个网领。“整个”二字的意味，此书是一整个学法，可于最短期间，用最少脑力，即能了然中医学的究竟，而且能运用其方法。

(2)《古方上篇》。前六方为内伤病的基础学。后十方为外感病的基础学，此篇读至溜熟，其余各篇，开卷便成熟书。

(3)《温病本气篇》。在实在的事实上，揭出本气自病的原理；又于经验的事实上，订出可靠的方法，明了此篇，一切外感，皆能明了，温病以外的一切发热病症，皆能由自己寻出办法，而少却多少向来治病的无谓麻烦。

(4)《小儿病本气篇》。见一面便能医治小儿病症，知道人身与宇宙同一大气的圆运动的意义，而加强其往前学习的兴趣。

(5)《时病本气篇》。人身与宇宙同一大气的圆运动，显而易见矣。

(6)《金匮方解篇》《古方中篇》《古方下篇》。金匮方解，是就本方的圆运动，释明其意义，古方中篇，与古方上篇为对待的学法，如上篇当归生姜羊肉汤治肝经寒证，中篇白头翁汤治肝经热证，相对而详说其意义之类。如此学法，庶免学中医先入为主之弊。古方下篇，则推论上篇中篇所引各方，而由此及彼，由少及多，以收举一反三之效，使学者用极少的思想得到极多的成绩。

(7)《伤寒论六经原文读法篇》《伤寒论方解篇》，乃医学中的整个大事，须竖起脊梁，立起志向，将它整个彻底学清，受用太多。向来学伤寒论，终身学不明白。本篇读法，一读便能明白。

(8)《汤头改错篇》。中医因无教科的学法，遂无真正的学者去学中医。为人开方的医生，多半是于无聊中看几本医书来的。汤头歌诀，遂成普通无教之教本。理由多错，经此番改正后，便成必要的好书。

(9)《脉法篇》。于普通脉学书外，另一篇法，比较易学。读古方上篇后，便须看的。

（10）《杂病篇》，乃小品文字。初学甚有益处。

（11）《原理下篇》。与原理上篇，乃是一篇。有宜于初学时读的，有不宜于初学时读的。故将不宜于初学时读的，列为下篇。古方上篇读后，随时可看。

（12）《注释王孟英医案篇》。王案轻灵活泼，最能医治学古方者的板重之病。学古方彻底后，一读此篇，自然发生静细思想，临证时有不可思议之妙用。但须于最后读之。若古方未学成，此篇不可读。

（13）《生命宇宙篇》。用现代十二种科学，证明中医学本身圆运动的真相。

另印单行本，以供不学中医的科学家浏览。指出："因中医之坏，坏在人人都谈中医，都无一人谈得合于中医学的本身真相，此本出世，中医学本身真相，自能使人人都能认识，并使世界的人知道我中国文化起源之所在。"

黄周

1. 生平简介

黄周（约 1870—1943），字达成，名玉林，号扫云居士。清末举人，籍贯为广西阳朔高田镇。宣统二年（1910 年），黄周参加庚戌举人会考，在举人复试中得中二等第四十九名。1917 年 5 月，调任山西省高等检察厅检察官，并举家迁往山西。

黄周在青年时期对中医已经有一定的研究。在山西的 10 年间，其二子因幼时罹患痹症，身落残疾，黄氏遍访山西名医为其子救治，并开始精研中医医理，还常用工暇之时义务为人诊病，救活病人甚多。1927 年，黄周从太原出发，取道天津乘海轮返桂，却在途中遭遇海盗，被劫至香港九龙。于 1927—1928 年不得已侨居香港，始以医正式为业，在香港开设诊所"岐黄药局"。因其医术精湛，在香港地区成功治疗流行病"羊毛痧"而名震一时。1929 年黄周从香港回到桂林定居。回到桂林后受聘于中医研究社任中医教授。个人还开办有医院，仿西医例设候诊室、诊室、药房、病房等部而行医治病。1943 年 9 月在家中病逝（以上资料据黄周后裔黄钦、黄天纵、黄天才、黄仁生、黄新勉等口述整理而成）。

2. 著作简介

黄周的中西医汇通著作主要有《灵素内经体用精蕴》《医学撮要》。《灵素内经体用精蕴》十六卷，成书约为1913年，1933秋桂林国医研究社再版。现仅存《灵素内经体用精蕴》残本两卷。著作分脏腑、经脉、病症、药品、方剂、诊候、审治、针灸等门类，分为八篇论述，引用了唐宗海《中西汇通医经精义》、杨如候《灵素生理新论》中的许多西医生理学知识。例如在论述肝五行配木时，提出“考动物，皆吐炭纳氧，植物，皆吐氧纳炭。吾人之食物，植物为多，无论为豆为蔬为果，无不含有炭气者。而此所含之炭气，渗入血脉中，遂以变赤而为紫，盖人身之血，发于心则赤，返于肝则紫。赤色紫红色之变换，必以微丝血管为物质交换之场。动脉中之氧气，由此散出，静脉中之炭气由此渗入。故动脉之散为静脉，换言之，即发血管变为回血管也。肝为回血之总汇处，输入回血，所造精汁，入胆以储之，使为胃化谷。输出回血所含废质，上肺以排之，使为心生血。若是肝也者。一谷气血气生化之大机棙也，故曰其类草木。”由此可见，黄周引用的西医知识虽不能够完全解释中医脏象的一些特点，但还是能看出黄周对西医并不排斥，并努力找出西医学与中医学之间的共同点。

黄周《医学撮要》（1931年）全书一卷，约5万余言。现存民国二十年桂林中医研究社的版本。全书分全体、脏腑、经络、诊候、病症、药品、审治共七章，编排体例与《灵素内经体用精蕴》一书大体相同，少针灸篇。其书以深入浅出，返博致约为宗旨，各篇首仍列《内经》的条文，结合古今名医医论加以阐述。讲述了人体的外形内部结构、五脏六腑的基本功用、经络在人体中的起止循行部位，以及重点穴位等内容，并附有脏腑解剖图、经络循行及穴位示意图。病症篇以五脏六腑为纲，虚实寒热为目，各种症状为科，分述五脏六腑的病变，并在脏腑所出现的常见病症之后列出治疗方药，全书共载方196首，记载常用药品共363种。而审治篇则阐述了六经病症的诊断及鉴别诊断，指导初学者以入门径，卷末附有《陈修园脉学诗》。其书重点突出，简要精当，易于初学者入门；旁征博引，抒以己见，又力避议论繁杂，简明实用。

杰殊

1. 生平简介

生平不详。

2. 著作简介

杰殊，著有《中国医学的基础知识》一册，出版于1934年6月，南宁大成印书馆印刷。从内容及编排体例看，当为一本教学用书；编排简练而提纲挈领，共分四编。第一编为生理，第二编为病理，第三编为医理，第四编为药理。四大门类中，除了生理类全部为西医生理学内容以外，其余的三大类都是中西医理论相结合的内容。

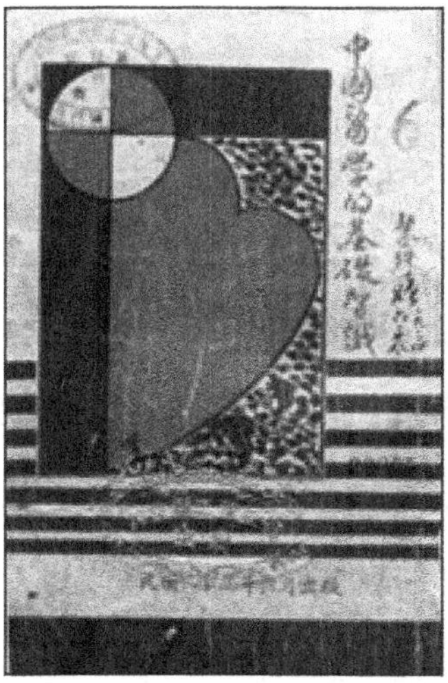

《中国医学的基础知识》，杰殊编著，民国二十三年(1934年)，南宁大成印书馆出版

第一编生理部分：第一章先列生理学的定义，明示中医生有学习西医生理学的必要性。强调“医家之目的，以恢复病者身体平时之状态，或更增进其健康为主。倘医家不明了人类身体之构造及其生活的事情，何从着手？”其后按类分为人体生存所需的内外条件、血液、淋巴、脾脏、呼吸、消化、腹膜、体温、荷尔蒙、泌尿、生殖、神经、皮肤，共13章，依照西医理论一一进行阐述。

第二编病理部分：共分六章。前四章为“病理的定义及病因”“疾病类别”“循环障碍”“营养障碍”，后两章为中医之“热病”“伤寒”。在此六大类中作者首先引用《黄帝内经》《诸病源候论》《伤寒论》《金匮要略》《千金方》等书中的观点，提出我国传统医学观认为疾病系有外邪侵入的理论。其次引《三因方》提出的内因、七情、外因、六淫、不内外因、饮食饥饱等说明病因理论，再运用五运六气分析中医对病理的认识。再次，作者将话题转入现代，提出在现代科学发展迅速，前代观点“其幼稚固不待言”；继之则开始重点阐述循环障碍、营养障碍等西医病理学内容。虽然此章节中有中医论述“热病”“伤寒”的内容，在对中西理论进行比较后，还是以西医为重点，并详细解释了人体发热的原理。其论先引《内经》理论对“热病”的阐述“虚邪与卫气相搏，阳盛者则为热”，再引用吴鞠通、王孟英、叶天士、薛生白等对热病论述后，提出“吴氏主义以温病与伤寒对立”——“伤寒由六经传入，温病由三焦传入，前者自表至里，后由鼻口而脏腑”；“观其病原，依附《内经》及仲景《伤寒论》，参以己见，未免矛盾”。由此而用西医理论阐述发热原因：“炎症，谓各种传染病中恒伴有热，即体温亢进”；随后将炎症分渗出性炎症、变性炎症等几大类，分别阐述，进而指出炎症的发生机制：“大抵多数炎原，往往自外界侵入体内，该细菌入人身之组织内，以其产生之毒素，或存于以内之毒素，作用于血管壁及组织，而至发生炎症。”

第三编医理部分：主要讲述诊断的内容。此篇分中西两部分，将中医四诊的具体内容和西医的听诊测诊上下连贯起来。除中医四诊合参外，还详细讲述西医听诊中心脏各瓣膜区杂音的性质状态等病理现象。

第四编药理部分：在此部分，作者唯一对中医药持肯定态度，认为“我国药学，在世界发明最先”，并从基本的四气五味、性味归经等角度，逐一讲述中药药学理论。在方剂章则详细论述了中医方剂学中君、臣、佐、使理论；并大量引用《本草纲目》《伤寒论》《仲景全书》《临症指南医案》《陈莲舫医案》《温病条辨》书中的条目及徐灵胎、叶天士的用药理论，指出：“中医处方，系医学中最主要的，将来中医与西医竟胜。医学理论，中医尚属幼稚，且缺乏试验，断难凌驾西医。唯方剂一门，无论西医如何精研，终未能详尽。”提倡“不可不善用自己所长，掩其所短”，要学习西药的效用，“择其精而独到者利用之”。

范敏言

1. 生平简介

范敏言，生卒年不详，1944 年任教于广西省立医药研究所，1948 年任教于广西省立南宁高级中医职业学校，曾编著《伤寒论析义》一册，刊于 1948 年 7 月。

2. 著作简介

《伤寒论析义》全书分上下册。上册（上篇）为太阳病脉证并治，下册（下篇）论述阳明、少阳、太阴、少阴、厥阴病脉证并治，另加辨霍乱病、辨阴阳易差后、劳后病脉证并治共8部分，全书条文共401条。其在自序中提到“参证各家版本以勘定字句，用现代生理病理剖其义理”，书中对伤寒条文采用注解的方式逐条论述，引用近代医家陆渊雷、恽铁樵等人的理论，再结合西医学内容解释各条条文。范氏还对发热、头痛、恶寒、脉紧缓、鼻鸣等基本症状用西医生理病理学理论做了解释，书中大部分条文引文简要，以便“后学者易习易应用于临床”。作者在书中也表示如此愿望：其对条文阐述过于简练之不足，“以后每隔数年，希望能修改一次，俾渐臻完善”。

壮民医者，传扬中医

壮医药人物均见于汉语言文献中。《广西通志》记载："俞仲昌，宋代广西贵县（今贵港市）东部人。自小酷爱学习，精通医术，乐善好施，不求仕途高升，不附庸世俗，给人治病不图回报，被乡亲颂扬，当地一些上层人士也曾撰文多篇以扬其美名，颂其医德。"《苍梧县志》："梁大用，宋代苍梧县人。为针灸名医。"明清以后，壮族名医相继涌现。《广西通志》："傅林，明代广西临桂人。医术高明，救死扶伤，活人无数，为众人敬仰。"又："梁雍，明代广西柳城人。万历壬午年曾考中举人，历任广通、宜城、来阳知县，皆有政绩，年老卸任归故里。他在医学上的成就也颇丰。有一戊年遇饥荒，疠疫流行，梁雍即制作药物，分给各家各户，救活无数民众。"《武鸣县志》："周景焕，清代武鸣县乐昌桥甘村人。医术精湛，擅长针刺疗法，有起死回生之术，被当地誉为'活菩萨'。据载，有一次周景焕在外出途中，遇到一难产妇人，已殓，周景焕用银针刺妇人腹中，结果该妇人复生，其子也保存。"《融县志》记载："路顺德，清举人，融县古鼎村人；殚精医学，著有《治蛊新编》一卷。"《龙州县卫生局资料》记载："黄庆业（1870—1945），清代广西龙州县金龙敢村百沙屯人。17 岁拜赵方兰为师学医习举，8 年后辞师回乡，以医为业，擅长跌打正骨。行医两年即被县府抓丁，任随军医官，一去 15 年。后再度从师赵方兰，医技日精，用当地草药治病，深受欢迎。子孙继承祖师医技，擅治跌打骨伤，喜用壮药，远近闻名。"等等，因史籍记载不详，不能一一细述。

覃保霖

1. 生平简介

覃保霖（1922—），男，壮族，广西柳州人，家传壮医。其母亲善用陶针和草药为邻里治病，覃氏自幼聪明好学，跟随母亲，耳濡目染，很快掌握陶针使用方法。青年时期辗转到梧州、桂林等地求学工作，1949 年入中南军政大学广西分校文教研究班学习，1950 年毕业后分到柳州市行政部门工作，工作之余利用壮医药为百姓看病，由于治疗效果好，来找他看病的人很多，1957 年经政府部门协调，调至柳州市中医院从事临床和研究工作。其后于柳州地区民族医药研究所从事临床医疗及科研工作。现为柳州地区民族医药研究所壮医副主任医师、广西民族医药协会副会长。长期从事壮医、中医临床医疗及研究工作，用壮医诊疗技法为群众防病治病。曾在柳州市创设壮医馆及民族医疗救助室。发表多篇壮医学术论文，是我国最早研究壮医药的专家之一，在自治区内外有一定影响。

2. 医著简介与学术贡献

主要壮医著作有：《陶针疗法》（1959 年）、《观甲诊病》（1988 年）、《中华鲜花叶透穴疗法》（1992 年）等；发表的主要论文有《壮医陶针考》《壮医学术体系综论》《壮医源流综论》《花山崖画与壮医气功》《诊察指甲与甲象辨证》《壮医与壮药》《壮医春秋》《广西崇华医学会志》《〈黄帝内经〉与古代三易研究》《〈内

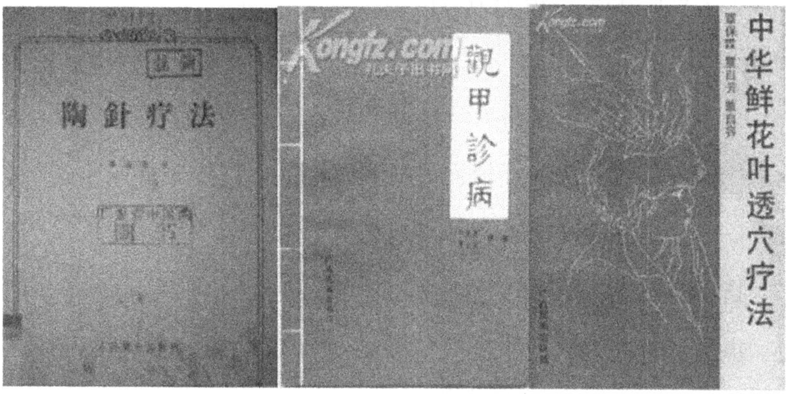

覃保霖主要著作

经〉运气论新探》等。

学术贡献主要有：

第一，最早的壮医学著作者。其《陶针疗法》（1959 年）一书是我国最早的壮医学著作，绘制了穴位图谱，详列各科疾病治法。其《壮医陶针考》（1958 年）一文考证了陶针之法始于古代砭石治疗的起源，是可查的专业期刊中最早的壮医文献。

第二，壮医药学派的奠基人。其《壮医学术体系综论》（1985 年）一文首次对壮族医学的发展、理论、诊疗、方药等进行阐述，是第一篇系统、全面论述壮医理论体系的专论；覃保霖也因此成为第一个系统论述壮医理论体系的人，成为我国壮医药学派的奠基人之一。

第三，汉壮医学源流的沟通者。在壮医的发展问题上，认为壮医疗法在先秦时代已开始运用，经汉晋六朝的发展和医疗实践，医学理论逐渐形成；约于唐宋间形成独特的民族医药学术体系。认为《山海经》所载药物，有的是壮族地区的原产，并进行了古壮语音义训诂。其《针术“旋乾转坤法”介绍》（1963 年），论证壮医金针传统疗法，不仅与《内经》主旨若合符节，而且是一例数理信息控制的临证运用。

第四，古代气功原理的挖掘者。其著《花山崖画与壮医气功》（1985 年）将文物、医学、地理、气候、疾病、健身等有机结合，从气功的角度考察花山崖画的内涵，揭示了古代壮医气功的功法原理。

3. 学术思想与临床经验

第一，提出“天地人三气同步”的壮医天人自然观，认为从外环境而言，人气与天地之气同步运行；从内环境而言，人体上、中、下三部同步运行，则人体生理正常，反之百病所由生。

第二，指出痧瘴是壮族地区常见的致病因素。

第三，提倡六诊同参。认为壮医诊断疾病要重视讯、按、舌、息、甲、脉六诊同参。首先从诊讯入手，按察病位，探其舌象，定其气息，再从甲象以印证之、脉象以考察之。

第四，总结出多层次的综合治疗方法。治疗方法是用壮药内服外洗，又用针术角法、挑刮挟捏、熏蒸汽雾。

覃保霖临床上善于运用陶针及草药治疗疾病，是我国著名的壮医专家，曾创设柳州壮医馆及民族医疗救助室，为壮医药的发展做出了重要贡献。其陶针疗法常用于治疗小儿夜啼、中风、中暑、小儿急慢惊风等病症。其操作方法按刺激方式分有点刺、排刺、行刺、环刺、丛刺、散刺、集中刺、扩散刺等；按刺激的强弱分有重刺、轻刺、中刺、放血刺、挑疳刺等类别。在手法上：凡天（上）部疾病、热症、阳证，多重上轻下；对地（下）部疾病、寒症、阴证，多重下轻上；对寒热交错、虚实相兼的病症，则采取人部平刺、两胁轻刺。操作时用碘酒、酒精或生姜汁对人体局部消毒，注意将陶针清洗、消毒；并根据病人的忍耐力等，因人制宜而使用此法。

兼用壮医的多种其他的外治方法：火针疗法、麝香针疗法、油针疗法、跖针疗法、掌针疗法、耳针疗法，以及皮肤针、微型刀针、温刮缚扎刺法；又有四方木热叩疗法、无药棉纱灸疗法、药棉烧灼灸法、灯花灸法，以及水火吹灸法、竹筒灸疗法、艾灸疗法、火功疗法，鲜花叶透穴疗法、骨弓刮法；还有药物熏蒸、佩药、垫药、药捶、敷贴、滚蛋疗法、热熨疗法、浴足疗法，等等。这些外治法都具有相当的特色和疗效，值得进一步发掘整理和规范提高，以便在更大范围内推广应用。

班秀文

1. 生平简介

班秀文（1920—2014），男，壮族，字壮，笔名苦瓜滩，广西平果县人；广西中医药大学教授，首届壮医史硕士研究生导师，全国名老中医，享受国务院特殊津贴的有突出贡献的专家，首批全国继承老中医药专家学术经验指导老师，首届国医大师。班秀文出生在隆安县的一个农民家庭，祖父是当地颇有名望的骨伤科医生，用草药治愈了不少跌打损伤、虫蛇咬伤的病员，深受当地群众的爱戴。在他7岁那年，祖父和父亲不幸患急性热病，相继去世，他沦为放牛娃。在他自己的勤奋努力与亲戚朋友的接济下，12 岁才得以入学，一开始便读三年级，由于学习刻苦，成绩名列前茅，享受免交学费的优待。1937 年秋，以全县第一名的优秀成绩考入广西省立南宁医药研究所（本科）学习，成为刘六桥的得意门生。

1940 年毕业分配到桂西山区凌云县平私医务所当所长兼医师。1957 年他奉命调至广西 1956 年始建的省立南宁中医学校（1964 年改广西中医学院）从事中医教学和科研工作。先后担任广西中医学院妇儿科、中国医学史、各家学说、金匮要略等教研室主任及壮医研究室主任；先后讲授过诊断学、内科学、伤寒论、金匮要略等十门课程。从事中医、壮医教学、临床医疗和科研工作 50 余年，对中医及壮医均有较高造诣，临床尤其擅长治疗妇科疾病。1984 年创建壮族医药研究室，任主任，指导我国首家壮医门诊部的筹建和诊疗工作；1985 年广西民族医药研究所成立，任学术顾问；1986 年任广西民族医药协会首任副会长，是现代壮医药事业的奠基者之一，也是壮医药学派的重要奠基人之一。曾先后受聘到广州、安徽、武汉、太原及澳大利亚等地讲学，受到当地医药界的重视和欢迎。教学方面，在我国历史上首次招收壮族医药史硕士研究生，为壮医培养了多名高层次人才。

班秀文曾任《广西中医药》主编、第六届全国人大代表、中华全国中医学会理事、妇科委员会委员、广西科协学术工作委员会委员、广西民族医药协会副会长等职，新中国成立 60 周年时由卫生部、国家中医药管理局评选为首届国医大师。

2. 医著简介

班秀文的学术贡献主要有：《中医基本理论》《班秀文妇科医案选》《妇科奇难病论治》《中医妇科发展简史》《壮族通史·壮族医药》等。在各级医药杂志发表论文 50 多篇，其中《六经辨证在妇科病的临床运用》一文曾被日本东洋学术出版社转载发表，《调经补肝肾在妇科病的运用》和《壮族医药特点》两篇论文于 1988 年获广西壮族自治区科协优秀论文奖。

3. 学术思想

女子疾患多隐微深奥，变化难测。班秀文重视调补肝肾法在妇科病中的临床应用，形成了自己独特的学术观点。认为肝与肾除了精血同源的关系外，由于肝主疏泄，肾主封藏，存在开与合的关系。脾以升为健，胃以降为和，脾之升要赖肝的生发，胃之降从乎胆的下泄；反之，脾胃虚弱，中焦湿盛，则可导致肝木不升，胆气不降的局面。妇科临床上调补肝肾主要体现在经、带、胎、产四个方面。

其一，月经病。经者血也，血者阴也，冲任二脉主之，冲任二脉起于胞中，具通于肾，肾主蛰，有藏精系胞的作用。故妇女月经病变，凡属虚证者，都和肾有直接或间接的关系。因肝藏血而主疏泄，喜条达为冲任之所系，故月经病变的过程多与肝肾脾有关，故其治疗以疏肝调气为主，兼以养肾扶脾。

其二，带下病。带下是妇科常见病，历来治带多从湿论治。脾为土脏，位居中州，上输心肺，下达肝肾，外灌四旁，主升而运化水湿，故治湿先治脾。但从探本求源来说，治肝肾与治带的关系尤为密切，因带下的异常，决定于肾气的蒸化。同时肝郁可化生火热，肝木乘脾土，也可使脾失健运，引起湿热下注而为带下，故治带以温肾健脾为主，兼以疏肝清热之法，临床上分脾虚带下、肝郁化火、阳虚带下、阴虚带下四证论治。

其三，妊娠病。妇女孕期，由于生理上的特殊变化，往往容易产生与妊娠相关的疾病，称为妊娠病。这些疾病的发生，在病因上虽然也有内伤、外感的不同，但与肝肾功能的失调有密切的关系。胎之生赖于肝肾，胎之长赖于脾土，故妊娠的病变应以补肾安胎为主，兼以健脾益气，柔肝养血之法，如此则胎气牢固。

其四，产后病。其发病原因虽多，但总的来说是亡血伤津，既虚又瘀，虚实夹杂的病变，因而其治疗原则，既要补养气血扶正以固本，又要活血通络化瘀以去其标，而补虚与化瘀又与肝肾有密切的关系，因肾为水脏而主津液，肝藏血，肝肾同源，津血耗伤实是肝肾亏损；胞宫与肾同居下焦，“胞络者系于肾”，瘀血停积胞宫，不仅小腹刺痛、恶露淋漓不断且腰痛，腰为肾之外府，故产后病的论治，调补肝肾仍是重要法则之一。

总而言之，妇人之疾主要是经、带、胎、产之疾，治经先治血，治血先治气，气生于肾而主于肺；带下以湿为主，水之制在脾，水之主在肾；孕育的生长，胎产的顺易，均与肝肾有直接的关系，故调补肝肾是妇科疾病治疗的重要法则。这是班秀文临证经验的高度概括，其内涵充分体现在妇科病诊疗的各个环节中。

4. 临床经验与用药特色

其一，擅长古方的运用。班氏认为今人片面理解张元素“古今异轨，古今新病，不相能也”之说。班氏深入研究经方的组合及其配伍严谨的原理，将其与临床实际相结合，疗效卓著。如妇人之经行感冒、头晕头痛、鼻塞流涕、肢节酸痛、脉象浮缓、舌苔薄白者，证属外感风寒，常用桂枝汤加当归、川芎治之。桂枝汤辛甘和阴，调和营卫，解肌发汗；妇女以血为主，经期外感风邪，故除以辛温之品祛寒外，另加当归以补血活血，又以川芎入冲脉血海，通行上下，促进血脉畅通，则可扶助正气，祛邪外出。班氏对《金匮要略》当归芍药散之临床运用尤有体会，认为其临床上既能养血柔肝，健脾益气，又有渗湿升阳，调理气血之功，故班氏认为，其方不仅能治肝虚气滞，脾虚湿困所致肝脾失调而引起的妊娠腹痛，而且对月经，带下、胎孕、产后等病变，加减得宜，均可取效，是古方今用最得力的体现。

其二，灵活化裁的运用。班秀文在临床上有独特的经验方剂，如由《医学心悟》之益母胜金丹化裁而来的养血调经汤、由桃红四物汤加减而成的养血通脉汤、班氏特色的安胎防漏汤，主治习惯性流产。

其三，喜用花类之品。班氏认为肝脏与性情关系最大，若有怫郁，则气机不舒，直接影响脾之运化与冲任之功能；故每见带下及种种妇疾，多用集天地精灵之气之花。因其质轻气香而能升发阳气，醒脾悦肝之力最优，用之得当则可成逆流挽舟之势，化湿散瘀，带脉得束。如常以岭南常见之味甘性平无毒的素馨花为要药，又善用味酸性寒入肝经的凌霄花、味甘药性温和的玫瑰花、体轻气香理气化瘀祛痰的佛手花，等等。

罗家安

1. 生平简介

罗家安（1901—1991），男，壮族，广西德保县人，著名壮医，粗通文墨，是我国壮医药学派的奠基人之一。自幼向当地民间医生学习壮医药知识，1938 年开始行医乡里，50 余年来治愈许多疑难危急重症，擅长壮医针挑疗法，在痧证的诊断、挑治和预防方面积累了丰富的经验，于当地享有“神医”之誉。罗家安是壮医针挑疗法的著名传人，其大徒弟农大丰亦是重要传人。

2. 医著简介

罗家安的学术贡献主要表现在其论著方面。1965 年，罗家安绘制和编写有《痧症针方图解》（手写本）一书，以阴阳作为辨证的总纲，用阴盛阳衰、阳盛阴衰、阴盛阳盛理论对各种痧症进行分类。阴盛阳盛理论，当与壮族地区气温偏高、雨量充沛的自然现象及某些痧症的特殊症状有关。罗氏认为，由于小儿“谷道”化生功能较弱，“脏腑气血骨肉”失其滋养，从而形成极度消瘦的疳疾，日久不愈，还可能累及其他脏腑。用挑针疗法刺激人体一定部位，能疏通“龙路”“火路”气机，增强“谷道”“味胴（胃）”“味隆（脾）”功能，从而达到“除疳消积”之目的。其著作记载了 82 种病症的挑治方法，并配以简图，标明针挑部位，还将诊疗经验毫无保留地传授给其 30 多位徒弟。

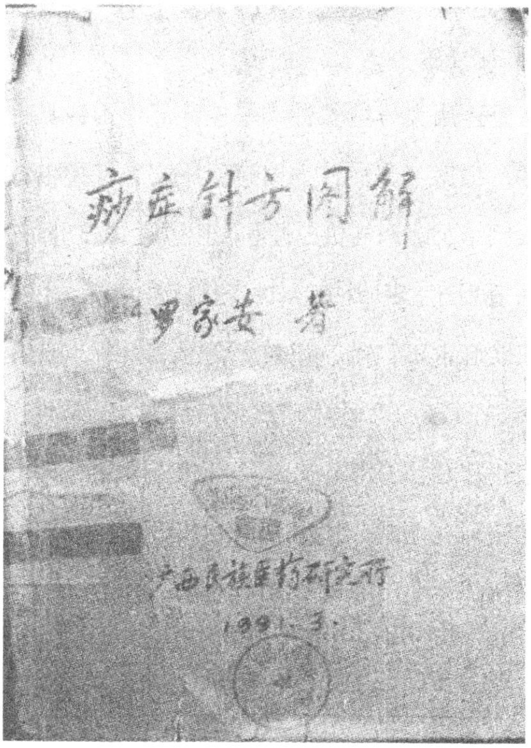

《痧症针方图解》封面

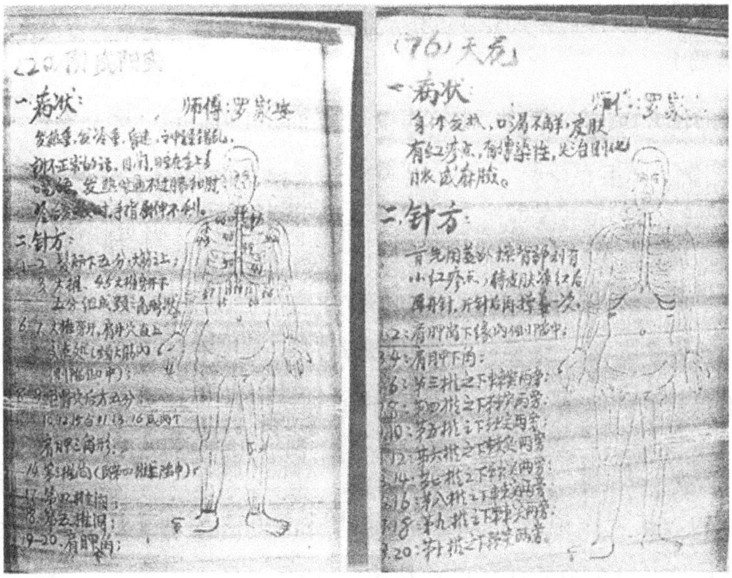

《痧症针方图解》内页

3. 学术思想与临床经验

其一，针挑疗法是运用大号缝衣针或三棱针等作为针具，通过挑刺体表一定部位而达到治病目的。根据《痧症针方图解》一书，针挑治疗的机制是：通过针挑龙路、火路的体表网结，疏调气机，调和阴阳，逐毒外出而达到治疗效果。

其二，针挑疗法适用于多种病症，对于痧症、痹症、风湿关节疼痛或僵直、腰痛、跌打损伤、肌肤麻木不仁等，疗效尤为显著。挑点选择：多为龙路、火路网络在体表的反应穴（网结，又称压痛点或敏感点），或龙路、火路的皮下反应点。挑点主治的一般规律是：天部（头部）针挑点常用于治疗头面部疾病、发热性疾病；背部挑点主要用于胸痛、感冒及一切热性病；腹部挑点主要用于腹部疾病、痛经等；上下肢挑点主要用于风湿痛。

其三，罗家安还创造了一种更为独特的挑点选择方法：以疾病所在部位为依据，施术者先用右手中指用力划压患部皮肤肌肉，然后在隆起线两端或中间取穴。壮医针挑操作手法有：浅挑、深挑、疾挑、慢挑、轻挑、重挑、跃挑、摇挑等；其针挑方式有：点挑、引挑、丛挑、环挑、散挑、排挑等。除慢挑外，其法均以疾进疾出，挑断表皮或皮下组织，针孔处能挤出少许血液为第一要义。壮医针挑疗法治疗的病症达 80 多种，对痧症尤其有良效，如羊毛痧、七星痧、五梅痧等，均可首选针挑方法进行治疗。壮医针挑治疗除痧症外，对痔疮、疳积等专科疾病，也有一套独特治法。

龙玉乾

1. 生平简介

龙玉乾（1933—），男，壮族，广西柳江人。柳州地区民族医药研究所所长、副主任医师，壮医药线点灸疗法的主要传人。自幼接受祖传壮医药线点灸疗法，1947 年入中医班学习 4 年，1951 年参加工作，1986 年应聘到广西中医学院壮医门诊部工作，1988 年主持柳州地区民族医药研究所工作，临床经验丰富，以壮医药线点灸疗法享誉区内外。

2. 医著简介与学术贡献

主要著作有《壮医药线点灸疗法》（合作）、《壮医药线点灸疗法用穴详注 200 例》等。

学术贡献主要有：第一，发明了壮医药线及其制法，并获得了国家专利；第二，首次总结壮医药线点灸疗法并出版论著；第三，奠基壮医药学派，并为早期的奠基人之一。

3. 临床疗效与推广应用

龙玉乾临床经验丰富，运用业余时间以壮医药线点灸疗法治疗病人数十万人次，病种达 150 多种，疗效显著。多次办班传授壮医药线点灸疗法，学员遍及全国各地，以及美国、澳大利亚、中国香港、中国澳门等国家和地区。

瑶家医人，汉壮并蓄

瑶族无其本民族的文字记载，在汉语文献史料中，可以见到一些有关瑶医药人物事迹的记载。

三界公

1. 生平故事

三界公，无论在壮民心中，还在瑶民心中，都是一位品德高尚、除恶扬善、医术高明而出神入化的医圣形象。

在壮族聚居的忻城县土司衙署旁边，现仍保留有一座三界庙，据说建于明代，是专门供奉三界公的。传说古代壮乡有一位神医，人们都称他为三界或三界公。三界本姓李，幼即丧父，随母再嫁到冯家。靠卖柴度日，家境贫寒。他心地善良，乐于助人，有一次在梦中得仙人指点，要他不畏一切险阻，攀登高接云天的须眉山，去接受八仙赠送的宝物。三界遵照梦中仙人的话，第二天一早就出发。一路上，三界不贪财，不受赃物，不畏猛虎，不怕蟒蛇，获取了彩带与须眉棒。又继续前进，来到了云雾缭绕的最顶峰。在这远离人间烟火的仙境洞府，他得到八仙的礼遇和点化，得知与猛虎、蟒蛇搏斗所得的五彩如意带和须眉棒，都是能治病的宝物。仙人又送他一个大仙桃，让他吃了脱胎通仙气。再送给他一本临危念动其真言，可以逢凶化吉，甚至起死回生的金字天书。

三界用这些宝物为乡亲们治病，从此成为壮乡的神医。他成功应对了恶霸与奸臣的陷害，平复了瘟病灾疫，深受百姓大众的爱戴。三界辞去皇帝给他的封官，回到壮乡老家，为百姓防病治病，一辈子做救死扶伤的好事善事，百岁无疾而终，并被八仙超度而去。壮乡千山万峰，为三界公立庙宇，香火不绝，祈求三界公保佑，除病消灾，福寿双全。

在广西都安瑶族自治县一带，瑶民则将三界公的故事编成歌谣传诵：

“三界公，三界公，神奇故事传到今；要知界公有何能，听我细细说分明：明朝都安有个村，九龙朝水在山中；村中有个李秀才，新婚姐姐韦秀珍。来年正是戊申岁，秀珍有喜孕在身；四月初八将分娩，兰房酣梦见仙翁。鹤发童颜持仙杖，走到床前说一声：‘恭喜奶奶福星到，送你娘子一仙童。’说毕化作一仙气，悄然不见影和踪；韦氏醒来儿坠地，宝宝正是子时生。当即取名李三界，不幸父病早归阴；丢下孤儿和寡妇，随母改嫁夫姓冯。冯府富贵读圣书，满腹经纶绝聪明；苛捐重赋不聊生，冯府田尽家业空。

“三界被迫辍了学，进山砍柴力超人；助人济贫有慈心，帮助老弱送寒温。高山矮岭皆踏遍，只见仙山树森森；夜间就寝自思量，决意明朝上一轮。到了山脚天未亮，歇息片刻待天明；迷迷糊糊便入睡，梦里飘来一仙翁。鹤发童颜持仙杖，对着三界说几声：‘三界三界你记住，天明速爬上顶峰；毒蛇猛虎你休怕，悬崖峭壁你莫惊；山上八仙等着你，送你法宝显神通。’醒来不见那仙翁，仙翁言语记犹清；东方已白急进山，只见林中贼分赃。贼见三界彪形汉，惊慌失措丧了魂；忙将赃物分作九，抽出一份给界公。三界不纳不领情，宁愿砍柴守清贫；贼人见公不动心，各卷赃物自逃奔。三界登上第一峰，景致迷人气势雄；蓦地吹来一阵风，跳出斑斓一大虫。张牙舞爪扑界公，界公不惧胆气勇；纵身跳向绝壁边，身后悬崖万丈深。危急无路舞扁担，正中扎刺虎眼睛；三界猛抓虎尾巴，青色彩带握手中。彩带绣有龙和凤，三界看得出了神；不觉到了第二峰，忽见桶粗大蟒临。界公扁担尽力抡，蛇身好似石头硬；巨蟒紧把三界绞，人蛇翻覆直打滚。不时三界意昏迷，醒来不见蛇身影；手中一条‘须眉棒’，三界紧握以防身。此时腹饥渴难忍，忽闻东边泉水响；俯身痛快饮个够，犹如枯苗遇甘霖。过了一坳又一坳，终于来到最顶峰；急奔山洞养养神，洞天别地眼蒙眬。忽见一童走过来，轻唤一声三界公：‘八仙洞府召见你，快快跟我进洞厅。’三界随后往里走，八回九转到尽头；八仙端坐云床中，三界拜问召何因’果老开言问三界：‘一路收获也顺风?’三界如实回答道：‘一路收获也不轻。’八仙仰面哈哈笑，‘不愧是我门中人；见你心善召入门，果老托梦把你引。果然遇险不畏惊，逢金见财不迷心；我们装作贼一伙，试你熊包与英雄。虎尾原是五彩带，须眉棒子本蛇身；彩带又名‘如意带’，仙棒能缩又能伸。彩带棒子皆法宝，能治百病转康宁；如今再送仙桃果，吃后脱胎仙气通。再送一本金字书，念动真言神鬼惊；六六三十六变化，件件法宝显神通。时刻法宝随身带，你在人间救众生；待你百年功满后，神灵超度脱凡尘。’八仙说完猛力推，三界梦里着一惊；醒来不见八仙面，金书仙桃在怀中。说来似梦原非梦，八仙言语耳中鸣；一口吞下仙桃果，未曾开口气已通。

“飘飘然然往回走，不时回到自家中；自此每天持法宝，走村串户救病人。病人患处缠彩带，又照金书念咒经；仙棒轻轻敲三下，病人康复倍精神。骨折脚跛皆能治，几许病人转回春；浮肿病人重康健，多年瞎子见光明。首先治好本乡土，后来远近都闻名；西北传到贵州省，东南又传到广东。都安有个恶知县，嫉贤妒能起毒心；耳闻三界有法宝，遂起恶谋害界公。

“诬他得道有反心，解押朝廷受公审；界公暗中念咒语，刀砍不入冒火星。忽报开封表章到，开封瘟疫正盛行；平阳官道无人走，十亭人口死九亭。皇命界公前往治，界公被押离金殿；不日来到开封城，开封知府心如焚。闻报京师神医到，急请界公到园亭；忽闻四海龙王到，龙王滴涎缸缸盈。分派灵液救病人，药下顷刻浑身爽；百姓欢呼声似浪：‘华佗扁鹊又重生。’界公随官返京城，知府具表亲面圣；皇帝见奏龙颜喜，官拜国师住朝廷。

“奸相诬奏知府弊，罪加欺君押牢中；界公心中无限恨，大展绝招惩奸佞。皇帝破例加升赏，派兵护送桂林城；亲朋好友皆称赞，父老焚香把公迎。界公从此无忧虑，照旧执宝救病人；人奉界公当活佛，公自享颐无疾终。七七斋事已完毕，忽闻八仙集云中；站在云端呼三界：‘今日度你脱凡尘。’燃香遥祭表孝心，千山百峰立庙宇；虔诚礼拜塑金身，界公英灵常显圣。风调雨顺年丰收，庶民百姓庆

升平；香客源源终不绝，才子拜公榜题名。”（覃讯云、李彤主编《中国瑶医学》，2001）

2. 神话启示

《三界公》歌谣启示：第一，瑶医深受瑶族人民热爱。瑶医以其特有的疗效不仅赢得本民族的爱戴，而且也远被其他民族接受。第二，古时确有瑶医在民间行医。瑶医行医于民间，从何时开始已无从考证，但有一点可以确认，就是瑶医历史悠久，而且医术精湛。第三，三界公作为古代瑶医的典型代表，在用其出神入化的医术治病救人的同时，还以其高尚的人格感染人，并受到其他民族的崇拜与敬仰，为后代瑶医树立了典范。第四，瑶族没有本民族的文字，还遭受到封建主义和官僚主义的压迫和限制，而瑶族医药能流传至今，主要靠山歌等形式口耳相传。可以说，山歌赋予瑶族医药丰满的形象与新的生命。

黄秀娥

1. 生平简介

黄秀娥，女，瑶族，广西金秀瑶族自治县人。祖上历代擅长瑶医药，从 6 岁起即跟家人上山采药，14 岁开始随家人外出售药行医，为无数病人解除了病痛。

2. 临床经验

黄秀娥近二十余年来常驻南宁市，远近病友常闻名而来求治。其主要治疗病症有：蛇伤、甲亢、风湿、类风湿、胃痛、妇女疾病、急慢性肝炎、坐骨神经痛、肩周炎、骨质增生、皮肤瘙痒、急慢性咽喉炎、高血压、高血脂、结核病、哮喘、性病、水火烫伤、肺及胃出血、耳鸣耳聋等各种疑难病症。

谢序衡

1. 生平简介

谢序衡，男，瑶族，广西灌阳县西山瑶族乡下干村人。1916 年 10 月 18 日生于西山瑶族乡下干村，12 岁随父学医，先后跟随六位名老瑶医师学习，并参加乡、县中草医生培训班学习各一年，自学中医理论，1944 年 7 月获瑶医师职称。1958

年任灌阳县西山瑶族乡卫生院院长，1961 年下放到北江村卫生所，后任下干村卫生所医生、所长，继为灌阳县个体开业医生。从事医疗卫生工作 54 年。

2. 临床经验

谢序衡临床经验丰富，内、外、妇、儿诸科疾病，均有自己独特的治疗方法，尤其擅长治疗跌打损伤；在灌阳、兴安、全州县交界地区颇有声望，深受群众欢迎。善治科目有：跌打损伤、脾胃病、痹症；因疗效显著，在当地颇有影响，其研制的“蛇伤灵”“痹痛膏药”疗效确切，被瑶医同行推崇。

往事如碑

州县羁縻，土司制夷

秦汉至唐在广西实行的州县羁縻制度有相当的局限性；其后的土司管理亦是在特定历史条件下的制度，对广西地区的政治安定、经济发展、文化繁荣有一定促进作用，对广西医药也有一定的积极影响。

羁縻制度，州县无统

宋·赵升《朝野类要·羁縻》："荆广、川峡、溪洞诸蛮，及部落蕃夷受本朝官封而时有进贡者，本朝悉制为羁縻州，盖如汉、唐置都护之类也。"秦汉以来，中原封建王朝对边疆少数民族地区实行羁縻政策，至唐形成制度，在广西出现羁縻州、县与一般州、县并存的局面。羁縻州县制是以部落为基础，由原部落酋长充任行政长官，其居民不必直接向国家缴纳赋税；羁縻州县可拥有自己的武装力量，法律上有相对的独立性，享有相当的自治权和法制权。由于羁縻制度根据部落的大小设置州县，"大者为州，小者为县，更小为垌"，"互不统属"，处于分散割据状态，限制了广西地区的政治、经济、文化的发展，所以直到唐朝和五代，桂东地区才逐步封建化，而桂西山区仍属奴隶制。这种自主制度有其优越性，但其局限性也相当明显。

土司制度，以夷制夷

1. 土司制度下的医药机构

土司制度是历代封建王朝在西北、西南地区设置的由少数民族首领充任并世袭官职的制度，按等级分为宣慰使、宣抚使、安抚使等武职，以及土知府、土知州、土知县等文职；明清两代曾在部分地区改土归流。

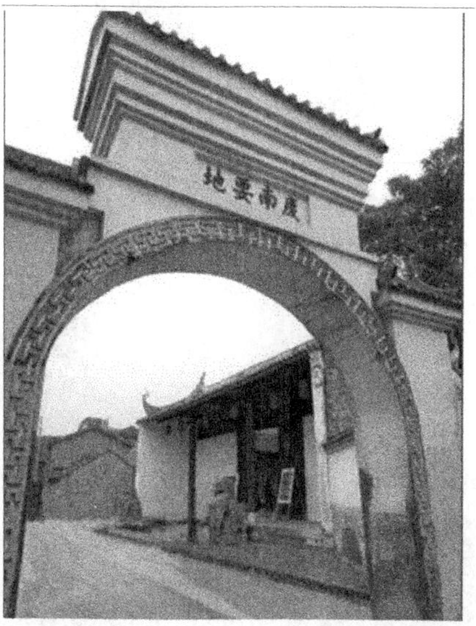

壮族土司制度的遗产——莫土司衙署

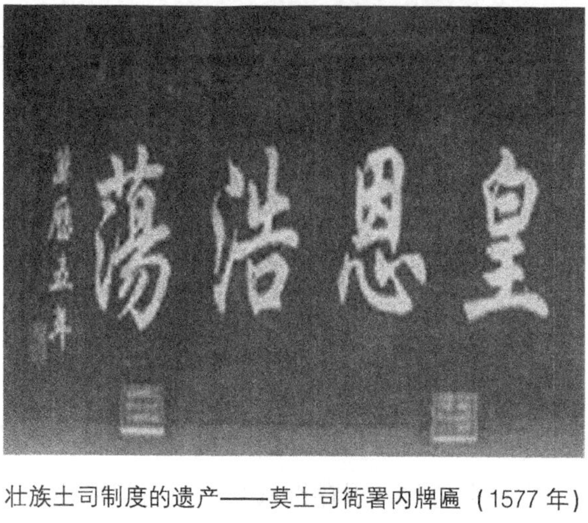

壮族土司制度的遗产——莫土司衙署内牌匾（1577 年）

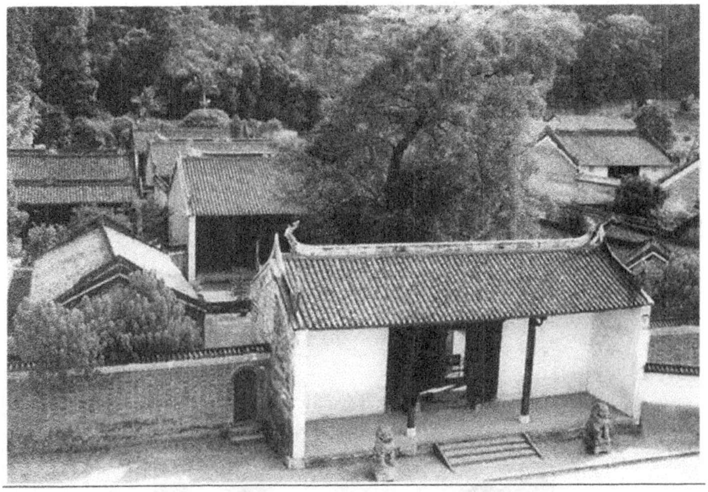

壮族土司制度的遗产——忻城县“壮乡故宫”莫土司衙署

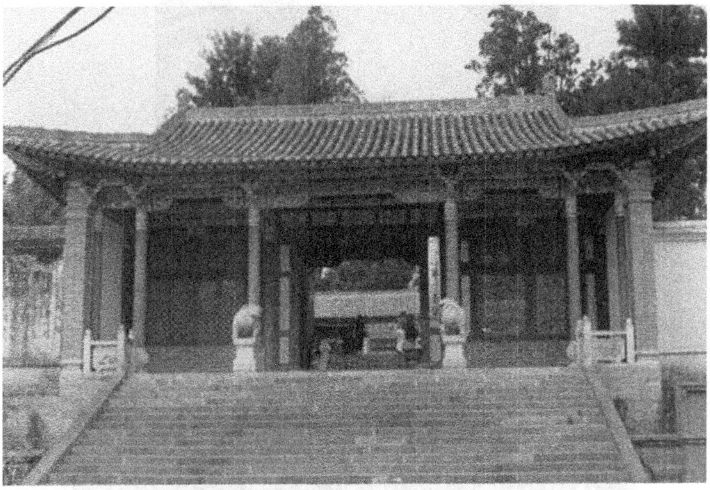

壮族土司制度的遗产——依氏土司衙署

在土司制度下，官方设有医药机构，官方和民间有一定数量的专职医药人员，地方志对此有明确的记载。明代成化元年（1465 年），土司管辖的地区，广西有天河、思恩、武缘、永淳县及南宁府等设有医学署；据不完全统计，明代嘉靖十年（1531 年），广西有 40 多个壮族聚居的州、府、县土司设有医学署。这些壮族聚居地医学署的医官“本为土人”，在土司家属中，亦有专门从事医药工作的人。在土司制度下壮医药有一定社会地位。现存忻城县土司衙门遗址，尚有一座医生住所及其诊病的地方，叫“大夫第”。这是为土司官员及其眷属的医疗保健而设的，也兼理一些民间疾患。“大夫第”匾额是道光十五年（1835 年）钦赐的。忻城土司制度下的最后一名大夫是土官第十九代孙莫述经，诊室设在“大夫第”内，有专用的中药药房。药工及账房均由大夫第的管家和佣人充当。莫述经也对外诊病，收费昂贵，平民百姓无法请他看病。但在疫病流行时，莫述经也义务或减免医药费为群众看病，以安定民心，树立土司威信。莫述经于 1922 年逝世，医术失传。

2. 土官对名医与药王的重视

土官对壮医药的重视表现在对名医、神医、药王的崇拜和纪念，以及对民族医药采取的一些褒奖措施。

清代以前，壮族地区基本上没有西医，中医也为数不多。清代《宁明州志·上卷·祠庙》记载：“医灵庙在东门外附近城脚。”《邕宁县志·卷四十三·祠祀志》谓：“药王庙，在北门大街，东岳庙左侧。”《柳州县志·卷三》称：“药王庙，在西门内。”凡立庙纪念的多是神医、药王，且多是民间名医；尽管没有标出姓名，因在壮族地区，亦当是壮医。因医术高明，医德高尚，能为病人解除疾病痛苦，受到群众的敬仰。忻城土司衙门附近，现仍保存有一座清代修建的“三界庙”，三界是一位内科、外科、五官科都精通的神医，享有很大名气，因此得以立庙享受百姓香火。三界庙修在土司衙门旁边，亦从侧面反映了这位神医在土官与民众心目中的形象之崇高。

土司对民族医药亦予以褒奖，广西庆远协左营三司把总（土官名）李某赠给名医谭靖修一块牌匾，书有“妙手婆心”四个大字；一些民间壮医因医术高明、德高望重而被作为地方名人入选地方志，如《融县志》：“路顺德，古鼎村人，殚精医学，著有《治蛊新方》一册。”《象县志》：“覃德本，同庚村人……善治跌打损伤。”《三江县志》：“侯第福，寨壮乡佳林村……善脉理，用草药。”等等。壮医浅刺疗法、斑麻（斑点）救法、青蒿绞汁内服治瘴等，早在宋代文献中就有记载。正是由于在土司制度下受到一定程度的重视，一些壮医药的特殊诊疗方法和验方、秘方得以初步总结和逐步提高；南宋医书分类中，还出现了专列岭南少数民族医方的《岭南方》。清代《柳城县志》记载：“病者服药，不尽限于仲景叔和，间有用一二味草药奇验者。其他针灸之术，以妇人尤为擅长。”清末民初的柳江女壮医覃氏，就是著名的壮医药线点灸疗法的主要传人。土司制度对民族医药所采取的褒奖措施，对壮族未有文献记载而以口耳相传、口授心传的壮医药得以流传和部分资料以汉文保存下来，有一定的促进作用，有其积极的一面。

3. 土司制度对壮医药发展的束缚

土司制度是“以夷制夷”，土官由封建王朝封赐而独霸一方，既掌政权，又统经济，其领土专制有其罪恶、残酷的一面。特别是明代晚期，土官自恃雄长，独断专行，权力欲膨胀，土司间经常发生武装侵扰；土司家族内部也常因争夺官位而相互残杀。由于常年干戈不止，战乱频繁，壮族地区社会生产力的发展受到严重的阻碍，从而从经济基础上影响了壮族医药的进一步发展。首先，是专业壮医队伍受到限制。能进入到官办医药机构中的壮医，为数少之又少；绝大多数壮医只能流散在民间行医。其次，直接影响到壮医药的学术发展。在清末民间编纂的一些地方志中，虽然还有医学署的记载，实际上这些机构早已荡然无存，也未能重修；而学术亦无管理研究，由于分科不细，多数壮医的治疗方法只能停留在经验阶段，未能进一步提高。其三，致使学术淹没，后继乏人而医术失传。由于连年征战，土司对于作为重要武器的毒药、毒箭之类的东西比较重视；而对于民间的常见病、多发病、地方病的防治，则无足够的重视，从而阻滞了壮医药的发展。

晋代葛洪等医药学家，唐代柳宗元等文人流官，都曾把中医药传播到壮族地区；宋代威平初年，广南西路转运使陈尧叟“集验方刻石桂州驿”，邕州知府范旻“下令禁淫祀”，提倡“市药以施治”，“并刻疗病方书，置诸厅壁”，他们对中医药的推广做了一定的工作。而土司思想意识狭隘、保守、封闭，对于壮医药的发展，是一种消极因素。在土司制度下的落后、保守、封闭的壮族地区，中医药不发达。如壮民聚居的靖西县发展有庞大的药市场，然而直至新中国成立前夕，其县城也只有一两家中药铺。医学教育也甚为落后，一些读过几本中医书的民间医生，“一经临证拟方，病人服之，有验者殊少。此殆于精微变通之处犹有欠缺”。因此，有比较完整理论体系的中医学术，在土司制度下未能较多地影响和渗透到壮医药之中，无益于壮医药的发展和提高。另外，土司制度下的壮族医药，还常常被披上迷信色彩，也束缚了它的发展。

中原岭表，文化渗融

丹霞观张道陵

民国·卢世标《钟山县志》卷十六记载：“张道陵，字辅汉，汉留侯八世孙，生会稽天目山，善以符水治病，隐于富之白霞修炼，至桓帝永寿元年，往云台峰，白日飞升，人即其地，祠之曰：丹霞观丹灶药臼至今存焉，宋范纯仁谪贺州，东坡与书云：‘丹霞观张道陵遗迹，果有良药，异事乎？’盖自昔传之矣。”丹霞观（又名天师观），位于广西钟山县白云山东麓的思勤江畔，依山傍水，山抱水绕，树木阴郁，景色十分优美。观内殿堂供奉有张天师等神像，有明代诗人张纯题《白云山》七绝一首：“白云山上白云遮，原是清神道士家，甲乙艾荒微有字，丙丁羌老更无华。药泉细掬晨蒸术，丹石空明夜走砂，负客不知何处去，数声啼鸟隔烟霞。”

丹霞观始建于东汉永寿元年（155年），相传为道教创始人张道陵祖师的栖所，张天师曾在此炼丹。因未见载于史籍，张天师是否到过钟山，是否在丹霞观住过，尚还存疑。民国时期的钟山县县长卢世标于水口公园题联：“万千重碧云，漫漫掩丹霞，谁从张道飞升？采药归来弥浩劫；五百里富水，滔滔连珠海，我是卢敖百世，垂纶小隐待澄清。”此联中的丹霞张道即丹霞观张道人，卢县长说此事还须待澄清。钟山县城有八景，是历代士大夫游玩的官岩；其中另一碧云岩，在钟山县城附近，据说，其摩崖石刻中，有一首宋代蒋夔的刻诗，诗曰：“汉室真人已驾鸿，空留洞府在山中。暮云凝合元非锁，俗骨腥膻自不通。束火杖黎深杳杳，袖椎敲石喜夆夆。若为化作双飞鸟，得与郎官继此风。”所说真人即道家师祖张道陵，与《白云山》七律为佐证，显示张天师曾到过钟山。据传，素有“好入仙佛游”的大学士苏东坡，也曾询问过钟山碧云岩是否留下张道陵的“仙迹”。丹霞观出土的汉砖亦显示，道教对钟山地区的影响是悠久的，它早就渗透在当地民间的文化中。

董奉妙手回春

广西《苍梧县志》记载：“董奉，字君异，三国时吴国（今福建省福州市西）人，任侯官，后移居广西梧州。医术高明，擅治内科病。”又：“董奉居苍梧广信，有异术，以丸药服，能起死回生，虽三日可复。士燮尝病死，已三日，奉以一丸药与服，以水含之，捧其头摇之，食顷，即开目动手，颜色渐复，半日能起坐，四日能复语，遂复常。”此记载董奉曾移居广西苍梧的广信，是当时民间高明的医师。其时士燮任交趾（今梧州市）太守，病死三日；董奉施救成活，其高尚医德一直为后人传颂。此段出自《三国志・吴志・士燮传》：“士燮，字威彦，苍梧广信人也……举茂才，除巫令，迁交阯太守”陈寿注引葛洪《神仙传》的记载。

广信，是两汉时期的交州首府，位于现今广西梧州、贺州与广东封开一带，即西江与贺江交汇一带。经近年专家、学者考证确认，自公元前106年起，广信作为岭南政治、经济和文化的中心，前后历经300多年，誉称“岭南古都”，是岭南文化和粤语的最早发祥地。县名“广信”之义，谓开拓粤地，广布恩信；民可知交州刺史治理广信县也。董奉在广信医术高明，医德高尚，不仅留下千古之名，而且也对民族的文化交流做出了重要贡献。《苍梧县志》记载：“董奉年老时迁居庐山，给人治病不收诊费，嘱家人在后山栽杏树五棵，董奉用杏仁换置药物以施救患者，其高尚医德为后人传颂。”

葛洪广西炼丹

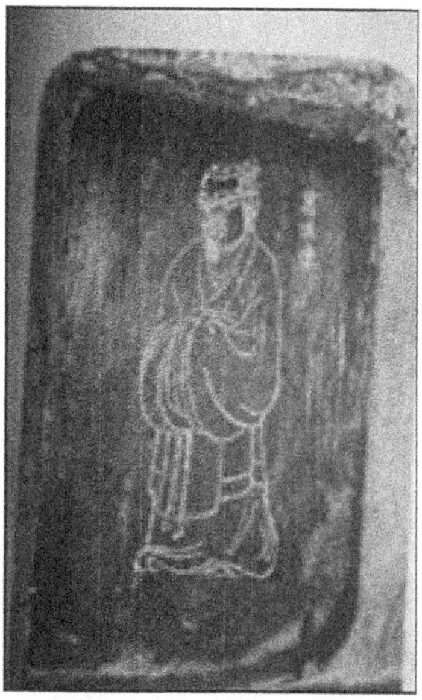

广西北流市勾漏洞摩崖石刻葛洪像（相传他曾于晋咸和年间在北流、贵港等地炼丹，图为现代石刻，作者马达为版画家，北流人）

广西北流市有“勾漏洞”，在远古就已闻名遐迩。魏晋时期设置有勾漏县，其址便在洞门前。东晋时精于炼丹术的著名道学家葛洪，遍寻广觅天下，认为勾漏洞为难得的仙境，故奏请皇帝，放弃“散骑常侍”的高官而求为“勾漏令”，想前往洞中炼丹益寿，企求成仙。后人乃在洞前立有葛仙祠、碧虚亭，并在洞内龛中塑其全身泥像以祭祀。当代画家马达，为葛洪画了肖像，现今刻于洞口壁上。南宋地理考察家吴元美，明末地理学家徐霞客均曾仔细考察过勾漏洞，并写下详细游记。

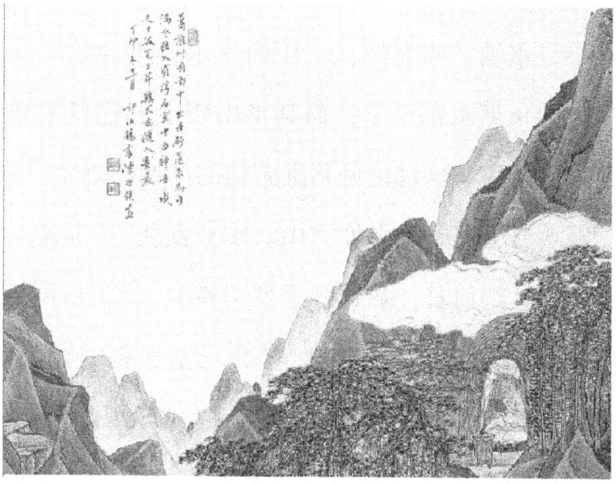

此记葛洪为炼丹求为勾漏令，后入罗浮石室炼丹成功

明·方瑜《南宁府志》卷十一记载："葛洪仙，其先丹阳句容人，始以儒名，寡欲，嗜好唯事神仙导引术。见天下将乱，避地南州，郡礼辟皆不赴。闻交趾出丹砂，遂游于邕，访罗山寺，寺后有潭，景甚清幽，遂居焉，置丹炉，昼夜修炼。时有飞来树，四月八日开花，花盛兆丰年，嵩山禅师谓为粉昙花，山常有红霞夕照。后洪丹成，复游勾漏，历罗而去，遗山石上有仙人迹。嘉靖八年，副总兵张佑建亭其上，名'仙迹亭'；郡人张翔题《晚霞夕照》：罗秀峰峦列翠屏，似口图画望中清；粉昙花盛年丰北，瀑布泉飞石激声；烟紫霞红残映照，山云气秀异光明；葛洪昔日经修炼，又向罗浮丹灶成。"此是葛洪广西炼丹的记载，叙述葛洪曾"游于邕，访罗山寺"，在广西南宁一带"昼夜修炼"，后往罗浮山炼丹成功，再游广西北流勾漏洞及罗山时，留下仙人足迹。

南宁地名以"秀"为名者颇多，如同与之遥相呼应的青山又称青秀山一样，罗山以其秀丽，亦称罗秀山，在宋已负盛名。清代《古今图书集成》记载："峰在望仙坡之西，与青山拱揖，旭日凝烟，霞光散彩，亦邕州胜景也。"此与明代方瑜《南宁府志》这段记载亦相吻合。葛洪所游南宁罗山寺位于现今南宁西乡塘区，在罗山寺的后院，有一口水塘，叫龙潭，一年四季水都不会枯竭。不管多干旱的天气，即使山下养殖户的鱼塘水都干了，而其半山腰上的这口水塘的水，依然是满满的，着实神奇而令人费解。这也足见葛洪游访的高明与卓鉴。《徐霞客游记·粤西游日记二》亦记载曾于九月初九登罗秀山。季梦良注："是纪一则，于乱帙中偶得之，糊涂之甚，不知其纪何日，观《独登罗秀诗》，知为重阳日记。录之以志此日之游踪。不与前后俱没。若云登高作赋，不负芳辰，则霞客无日非重九矣。"由此可猜测，徐霞客为"登高作赋，不负芳辰"而登罗秀山。在今人看来，罗秀山远没有青秀山有名，很多人甚至都不知道南宁有座罗秀山。传说晋代名士罗秀曾在此山隐居修行后成仙；有碑记刻载唐大历三年有僧仕在此建寺，命名为罗山寺，罗山亦因寺得名。清·苏士俊、纪堪谨《南宁府志》卷三十七载："（晋）罗秀，不知何许人，好谈玄，尝曰：天下有长生不死之药，何不修之？时闻葛洪寓罗浮山，即弃家往从，久之慨丹不成，复于宣化青山岩中修炼。一日危坐，尸解而去，后人名其岩曰丹岩。闻数年人有见秀于龟石上与一仙人笑且语，遗四足迹于石。

明嘉靖中，佥事邹阅为刻其石，曰驻仙石。（《通志》）”

因葛洪炼丹到过广西，亦留下一定影响，故有与壮族医药相关的一些神话传说，诸如周师庆、罗秀传说的有关记述。苏士俊、纪堪谨《南宁府志》卷三十七亦载：“（宋）周师庆，五羊人，开禧中炼丹于邕之伊岭岩……（《通志》）”“（明）宋真人，宣化宋村人，尝驾一龙，顷刻取生椒为鱼胆，书符咒，能逐疫……（《通志》）”

又清·世伦《武缘县志》卷一载：“阁山，山麓有洞，中一孔圆如镜。古传龙入化骨，村人入取洞泥，往往得其骨，卖之药铺。”可见当时已有药铺的存在。

柳州救三死方

柳宗元（773—819），河东解（今山西省运城市西南）人。唐顺宗时被贬到广西柳州，任柳州刺史。因贬谪南方，心情忧郁，加之水土不服，患过不少疾病。柳宗元倡导医学，曾为治病防病，虚怀下学，请教当地医者，亲自品尝，且自采、自种、自制药物；并博采当地的医药经验，结合自身的治疗经历，编纂了《柳州救三死方》，在岭南广为流传，所记三则病案反映了岭南医疗技术与方剂学的水平。宋代的一些本草提及该书，其病案如下：

1. 疔疮案：柳宗元到柳州的第二年，患疔疮，病情日益加剧，曾敷用多种药物，仍不见效。经一友人提示，用蜣螂（屎壳郎）调制敷贴，收到了“一夕而百苦皆已”的奇效。次年柳宗元吃羊肉后引发疔疮，“再用，亦如神验”。

2. 脚气案：柳宗元到柳州的第三年患脚气病，“夜半痞绝，胁有块，大如石，且死。因大寒不知人三日。家人号哭，荥阳郑询美传杉术汤，服半食顷，大下三次，气通块散”。此方的配方及服法为：杉术节若干、橘叶（皮亦可）若干、槟榔若干，捣碎，加童尿若干，共煮至一半分量，分两次服用，若“一服快利”，药到病除，则无需再服。

3. 霍乱案：元和十一年（816 年），柳宗元患霍乱，症见上不可吐，下不可利，出冷汗三天半许，气即绝。服用霍乱盐汤方，即以盐一大匙，熬成黄色后与童尿一升煎服，“入口即吐，绝气复通”，因而病愈。

苏轼与点酥娘

1. 点酥娘的身世

点酥娘，即柔娘，本名宇文柔奴，不但精通琴棋书画，音律歌舞造诣亦深。只是很多人尚不知道她医术也高明，她的形象已根植于百姓心中，而不会被淡忘。宇文柔奴的父亲本是一位御医，被冤枉入狱而死，她母亲不堪忍受沉重打击，急火攻心，卧病而逝。幼弱的柔娘，被叔父卖入京城以艺娱人的“行院”。柔娘天资聪颖，娇艳可人，行院老鸨十分喜欢，不惜血本精心培养，指望她将来成为头牌。经历家庭不幸而明理懂事的柔娘，不负所望，芳年花季亭亭玉立，色艺双全而声名远扬。但行院终不是长久栖身之地，柔娘要寻机会脱离苦海。一天，有个姐妹病了，柔娘陪同前去陈太医处治病。柔娘的父亲是陈太医的故交，陈太医也曾多方打听柔娘的下落，一直未果，没料到柔娘就在京城的行院里，而突然出现在他眼前。陈太医立即托人打点银两，将柔娘赎出行院。柔娘很勤快，在陈太医处打下手，备受街坊四邻称誉。她爱读医书，将父亲留下的医方药书仔细研究，在陈太医处聆听指导，一些常见病已能独自诊疗。柔情的柔娘幸遇春风得意、善诗作画的王巩（字定国），被他正直的品格和傲世的豪气深深吸引，王巩已有妻室，柔娘甘做家中歌女。

2. 苏轼与《定风波 · 常羡人间琢玉郎》

北宋元丰二年（1079 年）发生“乌台诗案”，苏轼因被弹劾用语讥刺朝政而下狱治罪，几遭杀身之祸。其好友王巩因受牵连，被贬谪到岭南的荒僻之地宾州（今广西宾阳县，郡治所在地）监督盐酒税务。就是这位歌女柔娘，在王巩落难时，陪伴他走不毛之地，度过人生最凄苦的时光。王巩在宾州泼墨吟诗，访古问道，柔奴则歌声相伴，催兴激发；虽则遭遇堪悲，沉苛缠身，赖有温柔慰藉，精心照料，而能患难不戚于怀，精神不倒，逆境重生，技艺大进，著述不绝。故北宋元丰六年（1083 年）王巩奉旨北归时，令苏轼“尤为折服”而惊疑：“定国坐坡累谪宾州，瘴烟窟里五年，面如红玉。”王巩叫柔娘出为苏轼献歌劝酒。苏轼问及广南风土，柔奴回答：“此心安处，便是吾乡。”苏轼听后，大受感动，作词以赞。其《定风波 · 常羡人间琢玉郎》词曰：“常羡人间琢玉郎，天应乞与点酥娘，自作清歌传皓齿，风起，雪飞炎海变清凉。万里归来颜愈少，微笑，笑时犹带岭梅乡，试问岭南应不好？却道，此心安处是吾乡。”该词风格柔中带刚，情理交融，空灵清旷，细腻柔婉；刻画了宇文柔奴的姿容和才艺，并着重歌颂了她的美好情操和高洁人品。说起宇文柔奴的名字，可能很多人不熟悉；但若提起“点酥娘”，可谓尽人皆晓，遐迩闻名，知是名震北宋京城的歌舞伎，也是民间赞美的柔娘。尤其是在岭南一带，有口皆碑，柔娘被百姓称誉为“神医”。

3. 岭南行医

苏东坡对王巩被牵连一事很内疚，总感觉愧对王巩，常有书信问寒问暖，交流一些诗画心得。柔娘对苏东坡也很熟悉，常与之交流医疗保健知识。苏东坡亦是养生有道，知岭南一带多顽疾，曾建议王巩用摩脚心之法对付瘴气，每日饮用少量的酒，调节饮食，需常令胃气壮健；加之柔娘掌握医术，温柔体贴，照料备至，故王巩神明俊朗，身轻体佳。柔娘亦心地善良，又经行院生涯而备尝人间辛酸，同情社会底层弱者，亲自上山采药，为当地百姓治病。这五年生涯，足够验证一个人的技艺，柔娘以其医道，救治岭南百姓无数，被誉为当地“神医”，深受百姓爱戴。后来柔娘随王巩回京师，这段行医生涯还被传为美谈；而点酥娘的名字及柔娘与王巩的坚贞爱情亦由此而传开，被人们广为颂扬。

欧希范五脏图

1. 欧希范其人与吴简解剖图

清·谢启昆、胡虔《广西通志》记载：“世传区希范五脏图，此庆历间杜杞待制治广南贼区希范所作也。希范本书生，桀黠有智数，通晓文法，尝为摄官，乘元昊叛西方，有兵，时度王师必不能及，乃与党蒙敢啸聚数千人，摇声湖南。朝廷遣杨畋讨之，不得，乃以枢代杞入境，即为招降，与之通好。区希范猖獗，久亦幸苟免，遂从之，挟其酋领数十人，皆至。杞大为宴犒，醉之以酒。已，乃执于坐上，翌日尽磔于市，且使皆剖腹，刳其肾肠。因使医与画人一一探索绘以为图。”于是《欧希范五脏图》完成于北宋庆历年间（1041—1048），即用当时广西地方政府所处死的欧希范等56名反叛者尸体，令宜州推官吴简进行解剖，经仔细观胸腹，察鉴别后，由画工宋景描绘成图。原图虽早已亡佚，但这一史实在当时及稍后的许多史志及笔记文集中都有记载，尤其在后来的《存真图》中，对这次解剖活动记载甚详。

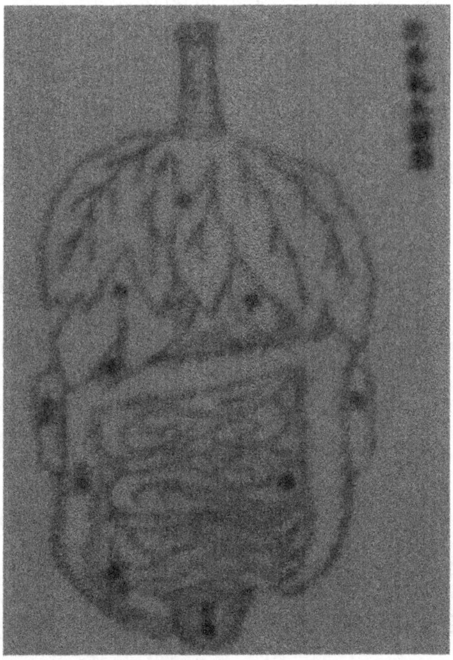

宋 · 吴简绘《欧希范五脏图》

2. 五脏观察水平

该图主要反映了人体内脏的解剖情况，如“肺之下有心、肝、胆、脾，胃之下有小肠，小肠之下有大肠。小肠皆晶莹无物，大肠则为滓秽，大肠之旁则有膀胱”；“肾则有一在肝之右微下，一在脾之左微上，脾则有在心之左”；“其中黄漫者，脂也”。就现有的文献看，吴简对胸腹内脏器官的解剖位置与相互关系的描述，还是较为准确的，也比前人有很大进步。如他实际上已经注意到右肾比左肾的位置略低，这是一个了不起的发现；他还明确指出脾在心之左，也从形态学上纠正了左肝右脾的错误认识。而且，图中还注意到“多病嗽，则肺且胆黑”“少得目疾，肝中有白点”等病理解剖现象。不过，由于历史条件所限，吴简的论述中仍然存在一些错误的认识，如认为“喉中有窍三，一食、一水、一气”；心脏有的无窍、肝脏片数不同等，这些可能是观察上有所偏差所致。

壮瑶医药，各展其能

由于壮族无本民族规范文字，壮医的医疗经验、单方、验方大多只能通过口授、耳听、心传的形式流传下来，遗失的固然很多，其中部分由汉文资料记载得以流传下来。隋唐以来方书中，可以见到收入的部分岭南地区的解毒、治瘴气的方药，其中包括壮医方药。南宋郑樵所撰《通志》，是一部以人物为中心的纪传体通史；其中将医书细分为16类，包括壮族医药在内的岭南方类有5部9卷，标志着南方少数民族医药在祖国传统医学中的明确地位。据《岭南卫生方》前言，当时及随后的岭南书有李暄的《岭南脚气论》，李继皋的《南行方》，郑樵《通志》所载的《治岭南众疾经效方》《广西摄生方》等。

陶针疗法

1. 陶针的历史

陶针疗法是古代壮医传统的医疗技术之一，至今仍在壮族地区流传不衰。其法是用陶瓷片敲击或磨制成针状医疗工具，在病人体表的相应穴位按压，或刺割使皮下出血以达到治病目的。陶针为古代壮医传统医疗用具，最初用陶瓷片洗净，磨制锋利，消毒备用；后世改用以金针施治，仍沿用陶针穴位。根据《素问·异法方宜论》："南方者，天地所长养，阳之所盛处也，其地下，水土弱，雾露之所聚也，其民嗜酸而食胕，故其民皆致理而赤色，其病挛痹，其治宜微针，故九针者，亦从南方来。”这是中医经典著作关于针刺疗法来源的直接记载，其“南方”包括壮族地区。据考证，现存的壮族陶针与《内经》中九针之首镵针极为相似，二者又与砭石最为接近。“九针”已是金属针，而陶针当属陶器时代的产物，可见陶针法之古老。

2. 陶针手法

陶针手法按刺激方式分，有点刺、排刺、行刺、环刺、丛刺、散刺、集中刺及扩散刺等；按刺激的强弱分，有重刺、轻刺、中刺、放血刺、挑疳刺等类别。按病位分上、中、下，手法用轻、重、平；凡热证、表证、阳证及上部或气分病，用补虚泻实，重上轻下手法；寒证、里证、阴证及下部或血分病，用泻实补虚，重下轻上手法；寒热交错、虚实相兼、半表半里及偏于中部之病，则用中部平刺、两胁轻刺手法。刺后用碘酒、酒精或生姜（汁）消毒即可。此法常用于治疗小儿夜啼、中风、中暑、急慢性惊风等病症。

针挑疗法

1. 针挑疗法的历史

针挑疗法可谓源远流长，现广泛传布并使用于壮族地区。考查文献，晋·葛洪《肘后备急方·治卒中沙虱毒方》记载：“山水间多有沙虱，甚细略不可见……已深者，针挑取虫子。”葛洪到过岭南，曾在广东的罗浮山及广西北流县勾漏洞炼丹多年，又因曾任过勾漏县令，其记载的以针挑疗法所治“沙虱毒”，与恙虫病生活形态、发病情况、临床特征等较符合。而恙虫病主要流行于气温与湿度较高的热带与亚热带，此病在我国主要流行于福建、浙江、广东、广西、云南和台湾等省区；葛洪曾到过恙虫病流行地区，故所记治“沙虱毒”的针挑疗法，与壮族先民有关。宋·范成大就任静江府（今广西桂林地区）知府，兼广南西路（今广西）安抚使，所撰《桂海虞衡志》曰：“草子，即寒热时疫，南中吏卒小民，不问病源，但有头痛不佳，便谓之草子，不服药，使人以小锥刺唇及舌尖出血，谓之挑草子。”据此可知壮族民间的针挑疗法，可谓历史悠久。

2. 针挑疗法的挖掘

针挑疗法在民间广泛应用，有挑痔、挑疳等，而挑痧尤为普遍，但官方医书多无著录。清・郭士遂《痧胀玉衡・序》记载："此痧也，挑之以针，血出，病随手愈……然行之大都妇人，以故为名医者不道。及考诸医书，古时未有论及，后人稍有青筋之说，仍略而不详。"可见"古今医学，备悉万病，独不明痧"，而挑痧疗法，古籍医著中亦为罕见。即便《桂海虞衡志》记载了"挑草子"，亦认为"实无加损于病，必服药乃愈"。根据《痧胀玉衡》所载情况，"挑草子"法，当属挑痧之类的针挑疗法。针挑疗法著名传人，是广西德保县已故著名老壮医罗家安及其大徒弟农大丰。罗家安绘制和编写有《痧症针方图解》一书。

3. 瑶族针挑疗法

瑶族先民在日常生活中积累了丰富的治疗经验，除用居住地周边的药物防治疾病外，亦运用某些外治方法，如挑法。《后汉书・南蛮传》记载，东汉时期"高辛氏，有老妇，居王室，得耳疾，挑之，乃得物，大如茧，妇人盛瓠中，复之以盘，俄顷化为犬，其文五色，因名盘瓠。"这是最早的有文字记载的有关瑶族先民针挑治病的例子。至今瑶族地区仍广泛地应用针挑疗法治风湿痹痛、痛症、痔疮等多种疾病。

壮医气功

1. 宁明花山崖画

在广西溯左江而上，至宁明、龙州一带，有花山崖画。在高达 40 多米、宽 130 多米、面积约 6 000 平方米的临江崖壁画上，绘制有 1 370 多个人像，甚为壮观。其中一部分丹砂人像画，其状为壮人正面站桩马步、双肘微屈；莲花掌擎天、千钧步拔地；人体中垂线直于地心，全身重心凝集于脐下一寸半气海丹田之处。壮医专家覃保霖考证认为，其崖画是一幅天、地、人三体同步，精气神饱满涵融，拔山举鼎生动逼真的《古壮医乾坤掌气功》图谱。其原始人像的造型与古朴艺术的风格，让人叹为观止。

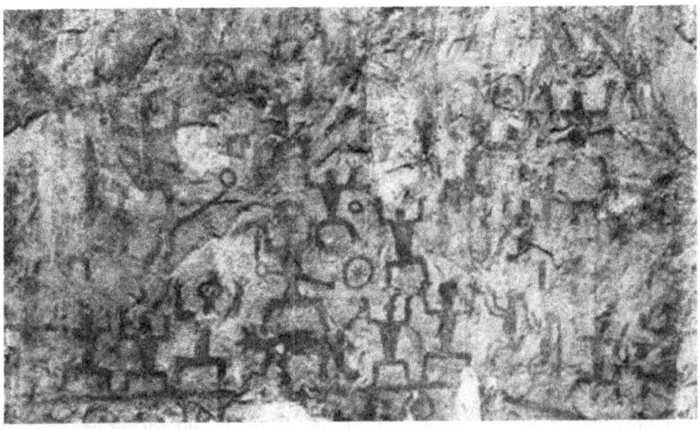

宁明花山崖画

2. 山崖壁画考证

据考证，花山山崖壁画当属春秋战国时期的作品；其反映的古代壮族社会生活内容，由于缺乏明确的相应的文字记载，学者尚在全面深入研究之中。其中各种人像，不管是正面还是侧面图，都是一种舞蹈动作或功夫动作形象，且似有首领在示教。根据壮族地区特殊的自然地理环境及所致阴湿多雨，引发脚气、风湿、身重着等常见多发病症，以致严重影响人们的生产和生活的情况，可以推断此画当是壮族先民在实践中创造的具有宣导滞着、疏利关节作用的舞蹈动作，以之作为永世流传的防治疾病的方法，并绘制下来。有关文献记载甚少，然清代汪森《粤西丛载》引张穆《异闻录》，述及广西太平府沿江两岸的这些崖壁画时，特别指出："舟人戒五指，有言之者，则患病。"此言具有神秘色彩，但说明崖画与疾病有关；此谓人们对于这些手舞足蹈的人像，只能顶礼膜拜，仿而学之以防疾病；若妄加评论或微言指责，就要受到病魔的惩罚。这种被神化了的传说性记载，对于花山崖画的考察具有一定启发意义。

3. 古代壮族气功疗法

壮医专家覃保霖采花山主题图，补绘过程图，以夏至日正午人体跨步北回归线时，天顶、人体、地心同在一引力线上，此时人体受天体宏观引力作用，练功效果最佳，从而编著成《壮医花山乾坤掌气功》。其法是由"攀峰举鼎、探海金钩、排云驭气、摘星换斗"左右八式，运转四方重合为六十四程式的乾坤掌。此法擅长于运气行血，具有祛病健身的功能，发扬了壮医气功之长，已成为中华气功一体疗法。

左江流域在一个回归年中，由芒种经夏至回到小暑前后，都有特定时刻太阳正临当地子午线天顶，这是壮医选择的特定气功日。此时练气功则因人、天、地同在一宏观引线上，故效果最佳。覃保霖认为，花山气功体现了壮医理论，人与自然界的关系是人、天、地三气同步运行，亦符合关于天体力学的宏观理论。人体受天体宏观引力作用，调动体内微观生理功能，使躯肢脏腑气血同步运行，健运不息，可起到养身健身，祛病康复之效。覃保霖将春秋战国时期带气功铭文的玉佩、长沙马王堆汉墓的导引图帛画、广西花山壮族先民古代气功崖壁画三者，称之为中国三大气功文物。崖画所在地宁明县城的一位老壮医，以古稀之年获得1970年广西全区武术观摩赛二等奖，可见其雄风犹存。据此可以说，广泛利用舞蹈导引、按蹻气功治病，是传统壮医源远流长的一大特色。

瘴气治疗

1. 瘴症种类，名目颇多

晋·稽含《南方草木状》已记有黄茅瘴、黄芒瘴，隋·巢元方《诸病源候论》谓岭南瘴，犹岭北伤寒也。此外尚有冷瘴、热瘴、痖瘴、炎瘴、烟瘴、岚瘴、暑湿瘴、毒水瘴，名目颇多，皆为壮族地方多发时疫。清·李炘《永安州志》记载："轻者寒热往来，至类痎疟，谓之冷瘴。重者温热沉沉，昼夜如卧炭火中，谓之热瘴。甚者一病失音，莫知其所以然，谓之痖瘴。……若夫热瘴乃是盛夏初秋茅生夹道，人行其间，热气蒸郁，无林木以蔽日，无水泉以解渴，伏暑至重，因而感疾，或饮食不节，偶成此症。昼夜不止，迟滞一二日则血凝，竟不起矣，南方谓之中箭，亦谓之中草子。"此是对"瘴症"进行大类分辨。

2. 审病辨证，因宜而治

南北之人，治法有异；阴阳表里，因宜而治。《诸病源候论·疫疠病诸候》指出："岭南从仲春讫仲夏，行青草瘴，季夏讫孟冬，行黄芒瘴。量其用药体性，岭南伤寒，但节气多温，冷药小寒于岭北。时用热药，亦减其锱铢，三分去二。但此病外候小迟，因经络之所传，与伤寒不异。然阴阳受病，会同表里，须明识患源，不得妄攻汤艾。假令宿患痼热，今得瘴毒，毒得热更烦，虽形候正盛，犹在于表，未入肠胃，不妨温而汗之。已入内者，不妨平而下之。假令本有冷，今得温瘴，虽暴壮热烦满，视寒正须温药汗之，汗之不歇，不妨寒药下之。夫下利治病等药在下品，药性凶毒，专主攻击，不可恒服，疾去即止。病若日数未入于内，不可预服利药，药尽胃虚，病必乘虚而进。此不可轻治。治不瘥，成黄疸；黄疸不瘥，为尸疸。尸疸疾者，岭南中瘴气，土人连历不瘥，变成此病，不须治也。岭北客人，犹得斟酌救之。病前热而后寒者，发于阳；无热而恶寒者，发于阴。发于阳者，攻其外；发于阴者，攻其内。其一日、二日，瘴气在皮肤之间，故病者头痛恶寒，腰背强重。若寒气在表，发汗及针必愈。三日以上，气浮于上，填塞心胸，使头痛胸满而闷，宜以吐药，吐之必愈。五日以上，瘴气深结在脏腑，故腹胀身重，骨节烦疼，当下之。或人得病久，方告医，医知病深，病已成结，非可发表解肌，所当问病之得病本末，投药可专根据次第也。”唐·王焘《外台秘要》卷五载有“山瘴疟方”十九首，其方药俱全。

3. 类似伤寒，别于伤寒

《岭南代答·瘴·挑草子附》：“南方凡病，皆谓之瘴，其实似中州伤寒。盖天气郁蒸，阳多宣泄，冬不闭藏，草木水泉，皆禀恶气。人生其间，日受其毒，元气不固，发为瘴疾。轻者寒热往来，正类病疟，谓之冷瘴。重者纯热无寒，更重者蕴热沉沉，无昼无夜，如卧炭火，谓之热瘴。最重者，一病则失音，莫知所以然，谓之痖瘴。冷瘴未必死，热瘴久必死，痖瘴治得其道，间亦可生。冷瘴以疟治，热瘴以伤寒治，痖瘴以失音伤寒治，虽未可收十全之功，往往愈者过半。治瘴不可纯用中州伤寒之药，苟徒见其热甚，而以朴硝、大黄之类下之，苟所禀怯弱，立见倾危。昔静江府唐侍御家，仙者授以青蒿散，至今南方瘴疾服之，有奇验。其药用青蒿、石膏及草药，服之而不愈者，是其人禀弱而病深也。急以附子、丹砂救之，往往多愈。夫南方盛热，而服丹砂，非以热益热也。盖阳气不固，假热药以收拾之尔。痛哉深广，不知医药，唯知设鬼，而坐致殂殒！”明·邝露《赤雅》亦指出：“炎方土脉疏，地气外泄，人为常燠所熯。腠理不密，两疏相感，草木棕气通焉。上脘郁闷虚烦，下体凝冷，吐之不可，下之不可，用药最难。但宜温中固下，升降阴阳。及灸中脘、气海，三里或灸大指及第五指，皆能止热，予试立验。如用大柴胡汤，及麻黄金沸草散、青龙汤，是胶柱鼓瑟也。”

4. 针挑疗法，冷热有别

《岭南代答·瘴·挑草子附》：“间有南人热瘴，挑草子而愈者。南人热瘴发一二日，以针刺其上下唇。其法：卷唇之里，刺其正中，以手捻去唇血，又以楮叶擦舌，又令病人并足而立，刺两足后腕横缝中青脉，血出如注，乃以青蒿和水服之，应手而愈。冷瘴与杂病，不可刺矣。热瘴乃太阳伤寒证，刺出其血，是亦得汗法耳。人之上下唇，是阳明胃脉之所经。足后腕，是太阳膀胱脉之所经。太阳受病三日而阳明受病，南人之针，可谓暗合矣。有发瘴过经，病已入里而濒死，刺病人阴茎而愈。窃意其内通五脏，故或可以愈也。然施于壮健尚可，施于怯弱者，岂不危哉！”明·邝露《赤雅》：“中瘴失语，俗谓中草子，移时血凝立死。其法：用针刺头额及上唇，仍以楮叶擦舌令出血，涂以药解其内热，应手立效。”可见治之得法，可收应手立效之功。

民国《昭平县志》亦提到治疗时的具体操作：“挑草子法，以针刺头额及上下唇，仍以楮叶擦舌，皆令出血，涂以药解其内热，应手而愈，安得谓之久而死耶？至于冷瘴，或寒多而冷少，或寒少而热多，或有当日间日之异，及其愈也，疮发于唇，验其病，即是疟，本非重病，每因误而致祸，亦不可以不死而忽之，但诊脉息极微，见元气果虚，投以附子、川乌等药而愈，或投以寒药，所谓乘气入胃，阴盛乃亡。若诊其脉息洪盛，审其症候实热，且服和解等药而徐治之，或误投热药，所谓桂枝下咽，阳盛则毙。但诊脉而用药，万不失一。然观其形气之怯壮，察其脉息之虚实，参以疾之盛衰，分其症之阴阳，极工巧以审之，其庶乎顷？自入广以来，但用修养之法，晨洗漱后，先服平胃散，间或投以不换金正气散，洗面后少啖粥，巳时早食，申时晚食，夜则服消食等药，聚会而节饮，不宜大醉及频数耳，但一日之间寒暖数变，却须脱着以时，少食生冷，则脾胃自壮，少食油腻，则胸膈自快，毋大忿怒以伤天和，重节色欲以固真气，如此调摄，方可以无恙也。”

5. 壮瑶疗法，食药并治

对于“瘴症”的治疗，除针刺治疗外，壮、瑶族先民方法颇多，诸如服食薏苡仁、咀嚼槟榔等；或悬挂菖蒲，居住干栏建筑等以预防。宋·周去非《岭外代答》亦记“自福建下四川，与广东西路，皆食槟榔者”，其原因是槟榔具有“辟瘴、下气消食”的功效，当地人“食久，顷刻不可无之，无则口舌无味，气乃秽浊”。清·谢启昆、胡虔《广西通志》指出：“广西为南方边徼，秦汉始置郡县，历代号为瘴乡……自岭以南二十余郡，大率土地下湿，皆多瘴疠，人尤夭折。（《隋书·地理志》）南人凡病，皆谓之瘴，率不服药，唯事祭鬼，……瘴疠之作，率因饮食过度，气痞痰结，槟榔能下气消食化痰，故岭海之人多食之”。此外，能够消瘴的药物还有“金桔榄，治咽喉齿口等疾，亦解岚瘴”；“羊桃……又能解蛊毒、岚瘴”（《广西通志》）；“扶留……味辛，配槟榔食之消瘴”（《南宁府志·卷十八》）。清·王孟英《四科简要方》亦载有辟瘴方药：“羚羊角末水绞一钱，或以犀角磨水服，或用射香三分水服，或以玉枢丹磨水服；又预辟瘴疠，用桃仁一斤，吴茱萸、青盐各四两，同炒熟，以新瓶密封，七日取出，拣去萸盐，将桃仁去皮尖收藏，每晨嚼三十粒，任行烟之乡，不受病也。”

痧症针治

1. 对痧的认识

清·郭士遂《痧胀玉衡·序》记友人王庭题曰：“忆昔癸未秋，余在燕都，其时疫病大作。患者胸腹稍满，生白毛如羊，日死人数千，竟不知所名。有海昌明经李君见之，曰：‘此痧也。’挑之以针，血出，病随手愈。……则吾乡挑痧之法盛行矣。先是乡人有粪秽感痧，利用钱物蘸油而刮，及此多用挑。然行之大都妇人，以故为名医者不道。及考诸医书，古时未有论及，后人稍有青筋之说，仍略而不详……痧本无定脉，凡脉与所患之症不相应者，即为痧之脉；痧亦无定症，或感风、感食、感劳、感痰，而以本症治之不效者，皆为痧之症。”可见痧症古已有之，而著述甚少。其病南方甚多，壮族聚居地区，多发痧症，即霍乱、中暑等急性病。“痧”字，古作“沙”，指极细小的质点。壮语称烟雾质点为气粒、濛沙，壮医认为痧症是由沙气致病，是由极细物质的沙气而致病，故名。

2. 痧症治疗

清·戴焕南《新宁州志》载有刺血疗法、灸法、刮痧法等外治法："或于足下股下寻其紫色筋脉，以针刺血出之，谓之刮痧。谚曰'缓痧急痧，刺出血花；走马之胎，火爆如雷'；或男左女右，以手尺泽穴，灸之愈。凡居南方有感冒得疾者，或以艾烧，或以灯爆，或以利磁片刺出黑血，或以茶盅盖遍刮颈柄、两手、背脊等处，屡试屡验，其效神速，他药不能及也。土人医病，多用此法。附录以备危急之需。"清代《明江厅乡土志》也记载了刺血疗法："以手掠病者自臑及臂，使其毒血下注，旋以绳缚定，刺其十指出紫血，甚则刺胸刺腮刺舌，多有愈者。"民国·廖国器《合浦县志》亦载："人中湿气，间发流毒，面目手足倏尔作肿，痒而不痛，又时或走移，俗谓'走马胎'，药效不效，唯于男左女右手尺泽穴以艾灸之即消，然饮酒辄复作，盖酒能行气也。……中州人至此，……霍乱痁疟吐泻之疾一歇即发，商旅氓隶日夜远征，伤于饥饱，腹痛欲绝，俗谓之急痧症，以炒盐舀清水饮之，大吐乃愈，半日后饥甚，渐与饮食，切戒米饮，饮则死矣。"

对于痧症，壮医分类甚详；而治疗主要用挑针法。明代《广西通志》称壮族民间"笃信阴阳"，近代德保县罗家安著有《痧症针方图解》一书，用阴阳学说作为痧症分类辨证的大纲。所载的 82 种病症，其中有 20 多种是中医、西医所没有的壮医病名，如"天寒""地冷""蛇龙吊""七星""电光""肚带""胫喉""蛇惊""猫惊""红毛""耳羊""红头痧"等，这是已经译成汉字的壮医病症名称。针挑治疗的机制是：通过针挑龙路、火路的体表网结，疏调气机，调和阴阳，逐毒外出而达到治疗效果。其适用于多种病症，尤其是痧症、痹症等。

3. 痧瘴异同

痧瘴相关而有别，热瘴才可用挑草子法。《岭南代答·瘴·挑草子附》："南方凡病，皆谓之瘴……间有南人热瘴，挑草子而愈者。南人热瘴发一二日，以针刺其上下唇。其法：卷唇之里，刺其正中，以手捻去唇血，又以楮叶擦舌，又令病人并足而立，刺两足后腕横缝中青脉，血出如注，乃以青蒿和水服之，应手而愈。冷瘴与杂病，不可刺矣。热瘴乃太阳伤寒证，刺出其血，是亦得汗法耳。人之上下唇，是阳明胃脉之所经。足后腕，是太阳膀胱脉之所经。太阳受病三日而阳明受病，南人之针，可谓暗合矣。有发瘴过经，病已入里而濒死，刺病人阴茎而愈。窃意其内通五脏，故或可以愈也。然施于壮健尚可，施于怯弱者，岂不危哉！”

中毒诊治

1. 中毒鉴别

壮人会制毒药，亦善诊中毒。“毒”之含义非常广泛，常指多种病症的临床表现，尤指招致百病的主要病因。而瑶医病名多以“毒”来命名，如痧毒、瘴毒、痒毒、湿毒、风毒、蛊毒、寒毒、热毒、无名肿毒等。因古代先民所处环境多毒，即毒药、毒虫、毒蛇、蛊毒、瘴毒多，为生存的需要，壮瑶之民亦善于辨毒解毒。《诸病源候论 · 蛊毒病诸候下》记载：“岭南俚人别有不强药，有蓝药，有焦铜药，金药，菌药，此五种药中人者，亦能杀人。但此毒初著，人不能知，欲知是毒非毒者，初得便以灰磨洗好熟银令净，复以水杨枝洗口齿，含此银一宿卧，明旦吐出看之，银黑者是不强药，银青黑者，是蓝药，银紫斑者，是焦铜药。此三种，但以不强药最急毒。若热酒食里著者，六七日便觉异；若冷酒食里著，经半月始可知耳。若含银，银色不异，而病候与著药之状不殊，心疑是毒，欲得即知者，可食鲤鱼，食竟此毒即发。亦空腹取银口含之，可两食顷，出著露下，明旦看银色，若变黑，即是药毒。又言取鸡子煮去壳，令病患齿啮鸡子白处，亦著露下，若齿啮痕处黑，即是也。又言觉四大不调，即须空腹食炙鸡、炙赢鸭等肉，触犯令药发，即治之便瘥；若久不治，毒侵肠胃，难复攻治。若定知著药，而四大未羸者，取大戟长三寸许食之，必大吐利，若色青者，是焦铜药；色赤者，是金药；吐菌子者，是菌药。此外，杂药利亦无定色，但小异常利耳。又有两种毒药，并名当孤草。其一种著人时，脉浮大而洪，病发时涩涩恶寒，头微痛，干呕，背迫急，口噤，不觉嚼舌，大小便秘涩，眼眶唇口指甲颜色皆青是也。又一种当孤草毒者，其病发时，口噤而干，舌不得言，咽喉如锥刀刺，胸中甚热，髆胛满，不至百日，身体唇口手脚指甲青而死。又着乌头毒者，其病发时，咽喉强而眼睛疼，鼻中艾臭，手脚沉重，常呕吐，腹中热闷，唇口习习，颜色乍青乍赤，经百日死。”

2. 以毒解毒

壮医善用毒药，亦善用解毒药。壮族先民早在唐代就广泛用金钗股解救各种中毒，如《岭表录异》云："广中多蛊毒，彼人以草药金钗股治之，十救八九。"五代·李珣《海药本草·草部》也指出："金钗股，主解毒痈疽，神验。忠万州者佳，草茎功力相似，以水煎服。缘岭南多毒，家家贮之。"可见当时人们已使用金钗股来预防各种中毒。宋·苏颂《本草图经》也记载了岭南人用金钗股催吐解救药物中毒的经验。唐·陈藏器《本草拾遗》载有壮瑶地区使用菌药烧灰治疮疥，用鸩喙解蛇毒，用蜈蚣治风毒和热毒等经验。明·李时珍《本草纲目》亦记载"生岭南、交州、广州平泽"的"白花藤，……解诸药、菜、肉中毒"。清·苏士俊、纪堪谨《南宁府志》载："草薢，俗名冷饭团，益气养血，壮筋骨，能解轻粉毒"；"八角茴香，治膀胱冷气，肿痛，杀鱼肉毒"；"钗子股，状类石斛，……岭南多蛊毒，随以草药金钗股治之，十救七八"；"若被蝎螫，以蜗牛涎涂之可解"等。清·谢启昆《广西通志》："膋石，北流县产，舆地志云：南人谓滑石为膋石也。土人皆以膋石烧为器用，以烹鱼蛙，亦号为五侯燋石，火烂则可两三熟。《寰宇记》冷石，一名切齿石，色赤黑，味苦，屑之可解虺毒"；"苦荬，即苣，能解虫毒"，等等。瑶医对疾病分类不很清晰，凡痧、瘴、蛊、毒等均称"毒"。壮医、瑶医使用解毒药的范围很广，主要有解虫毒、解蛇毒、解食物中毒、解药物中毒、解金石发毒、解箭毒、解蛊毒等。

蛊毒治疗

1. 蛊毒种类

蛊毒属于壮瑶地区一大类毒物。《诸病源候论·蛊毒病诸候上》记载："凡蛊毒有数种，皆是变惑之气。人有故造作之，多取虫蛇之类，以器皿盛贮，任其自相啖食，唯有一物独在者，即谓之为蛊。便能变惑，随逐酒食，为人患祸。患祸于他，则蛊主吉利，所以不羁之徒而蓄事之。又有飞蛊，去来无由，渐状如鬼气者，得之卒重。凡中蛊病，多趋于死。以其毒害势甚，故云蛊毒。"《岭南代答·蛊毒》："广西蛊毒有二种：有急杀人者，有慢杀人者，急者顷刻死，慢者半年死。

人有不快于己者，则阳敬而阴图之，毒发在半年之后，贼不可得，药不可解，蛊莫惨焉。乾道庚辰，钦州城东有卖浆者，蓄蛊毒败而伏辜，云其家造毒，妇人倮形披发夜祭，作糜粥一盘，蝗虫、蛱蝶、百虫自屋上来食，遗矢乃药也。欲知蛊毒之家，入其门，上下无纤埃者是矣。今黎峒溪峒人置酒延客，主必先尝者，示客以不疑也。”

2. 祸人记载

广西地方志有清·魏笃、王俊臣《浔州府志》记载：“《赤雅》：五月五日，聚诸虫豸之毒者，并置器内，自相吞食，最后独存者曰蛊。有蛇蛊、蜥蜴蛊、蟑螂蛊，视食者久暂，卜死者迟速。蛊成先置食中，味增百倍。归或数日，或经年，心腹绞痛而死。家中之物，皆潜移去；魂至其家，为之力役，犹虎之役伥也。其后夜出有光，熠如曳彗，是名飞蛊。光积生影，状如生人，是名挑生，影积生形，能与人交，是名金蚕。于是任意所之，流毒乡邑，杀人多者，蛊益灵，家益富。恭、富、昭、贺，蛊术公行。峒官提陀，潜得知其状，令巫作法厌之……鲍明远诗‘吹蛊痛行晖’，盖飞蛊也。按《周礼》：‘土训掌道地图。道地慝。’疏云：‘地慝、蛊事，人所为也。’周时，荆扬不入职方。《王制》：‘南不尽南山，则西北亦有蛊矣。’《国语》曰：‘宵静女德，以伏蛊慝。’谓女惑男如蛊，使人形神双丧，精魂为其所役也。张衡《思元赋》：‘咸姣丽以蛊媚兮，增嫮眼而娥眉。’则房中亦有蛊矣。何必鸳舌雕题，骚人羁旅始为惑哉？”又：“挑生者，妖术也，以鱼肉请人，遂作物于中，人食之，则此物遂活于胸腹，害人至死而后已。……蛊药：百粤风土记：蛊药种类不一，用法亦异。或以土木易入五脏；或置鸡鸭食中入腹，腹生长翅足；或摄人魂，至家终夜力作，力竭乃死；或潜移入货物入已。平乐梧州亦有之，汉人有捕得造蛊者，则群执生瘗之，或投烈火中，近无闻。”此载“蛊毒”自古就已有之，是不羁之徒专门蓄事，用以谋财害命或对付其敌的索取他人之命的毒物；亦泛指蛊惑人心的妖邪等。清·河王锡《小方壶斋舆地丛钞》记载：“粤西烟瘴之地，岭表之蛮，种类不一……又善为毒矢，为蛊毒，有蛇蛊、蜥蜴、盐蜣、螂蛊、蜈蚣蛊、金蚕蛊，种类不一。持以中人，无不立死。”民国·蒋毅夫、骆少鹤《恭城县志》记载：“有蓄蛊者，曰蛇蛊，曰蜥蛊，曰蜣螂蛊，多于饮食内下之，或曰多下冷物内。”黄祖瑜、黎德宣《河池县志》记载：“土著及苗人均有能放蛊者，蛊重者可立死，轻者以剪刀花根茎煎水饮之可愈，有仅放牲畜者。蓄蛊之家，无煤尘，最忌阳虫，蓄带阳虫者入其家，必设词遣去之；放蛊之人，若一年不能放出，则蛊必自祸其家。”

3. 蛊毒鉴别

《诸病源候论·蛊毒病诸候上》记载：“着蛊毒，面色青黄者，是蛇蛊，其脉洪壮。病发之时，腹内热闷，胃胁支满，舌本胀强，不喜言语，身体恒痛；又心腹似如虫行，颜色赤，唇口干燥。经年不治，肝鬲烂而死。其面色赤黄者，是蜥蜴蛊，其脉浮滑而短。病发之时，腰背微满，手脚唇口，悉皆习习。而喉脉急，舌上生疮。二百日不治，啖人心肝尽烂，下脓血，羸瘦，颜色枯黑而死。其面色青白，又云：其脉沉濡。病发时咽喉塞，不欲闻人语，腹内鸣唤，或下或上，天阴雨转剧，皮内如虫行，手脚烦热，嗜醋食，咳唾脓血，颜色乍白乍青，腹内胀满，状如虾蟆。若成虫，吐出如蝌蚪形，是虾蟆蛊。经年不治，啖人脾胃尽，唇口裂而死。其脉缓而散者，病发之时，身体乍冷乍热，手脚烦疼，无时节吐逆，小便赤黄，腹内闷，胸痛，颜色多青，毒或吐出，似蜣螂有足翅，是蜣螂蛊。经年不治，啖人血脉，枯尽而死。欲知是蛊与非，当令病患唾水内，沉者是蛊，浮者非蛊……昔有人食新变鲤鱼中毒，病心腹痛，心下硬，发热烦冤，欲得水洗沃，身体摇动，如鱼得水状。有人诊云：是蛊。其家云：野间相承无此毒。不作蛊治，遂死。”清·王孟英《四科简要方》亦载有验蛊之法：“凡含白矾不涩而反甘，嚼生豆不腥者，蛊也，浓煎石榴皮饮，又郁金末三钱，米饮下，又畜刺猬则蛊毒不入。”清·刘锡蕃《岭表纪蛮》中也有用耳垢验中蛊的经验：“藏耳垢于指甲，饮前密弹于杯，如蛊酒即沸而溢，可免中毒。”

4. 蛊毒治法

唐代孙思邈对卓有疗效的少数民族医药医方亦有记载，其《千金翼方》载：“白花藤，味苦寒，无毒，主解诸药某肉中毒，酒浸服之，主虚劳风热，生岭南交州、广州平泽。”钩吻亦是广西多产之物，《千金翼方》谓其能“杀鬼疰蛊毒”。明·田汝成《炎缴纪闻》记载其诊治法：“蛊……令人心腹绞痛，面目青黄，吐水而脉沉。含黑豆，胀而皮脱，嚼之不腥，易以白矾；其甘若汤，治之以归魂散，雄朱丸；在胸膈，则服升麻吐之；在腹，则服郁金下之。”很多文献中记载了药解蛊毒，但并未提及具体药物。清·何梦瑶、刘迁栋《岑溪县志》续纂记载：“岑有民獞猺三者。獞猺二俗，与民大异……亦有为蛊毒者，名曰挑生。中者药发即毙，但有药解。觉者，蚤求药解，吐出生物，即无事。”在民间，解除蛊毒有很多方法。最普通的方法，是用雄黄、蒜子、菖蒲三味，以开水吞服；《周礼》中记载了治疗蛊毒的草药为“嘉草”；而刺猬专治金蚕蛊；同时也要祷告神明。道光三年（1823年），广西融县人路顺德（字应侯）辑刊有《治蛊新方》。

5. 蛊毒预防

古代壮瑶之地有“蛊毒之乡”之称。“蛊”指以蛊虫专门制作的毒药，亦泛指一切使人中毒而不被察觉的毒物。清·谢云修《义宁县志》与杨家珍《天河县乡土志》均有灵香草能辟“蛊”的记载。清·李调元《南越笔记》：“粤东诸山县，人杂瑶蛮，亦往往下蛊，有挑生鬼者，能于权量间，出则使轻而少，入则使重而多，以害商旅。蛊主必敬事之，投宿者视其屋宇洁净，无流尘蛛网，斯则挑生鬼所为，饮食先嚼甘草，毒中则吐，复以甘草姜煎水饮之，乃无患，入蛮村，不可不常携甘草也。挑生鬼亦蛊之属，盖鬼而蛊者也。……其中于人，得解者或吐出生鱼、生虾、生鸭子之属，皆药鬼之为之。”此提及蛊毒的预防与解蛊之药。此外，民间有大门上挂桃树杈，立春烧樟树叶，端午节门口悬挂菖蒲、艾草，房子周围洒雄黄酒等习俗。

6. 宣导疗法

《诸病源候论·蛊毒病诸候上》亦载有治疗及补养宣导法：“其汤熨针石，别有正方，补养宣导，今附于后。《养生方·导引法》云：两手着头相叉，长引气，即吐之。坐地，缓舒两脚，以两手从外抱膝中，疾低头入两膝间，两手交叉头上十二通，愈蛊毒及三尸毒、腰中大气。又云：行大道，常度日月星辰，清净，以鸡鸣，安身卧，漱口三咽之。调五脏，杀蛊虫，治心腹痛，令人长生。又云：《无生经》曰：治百病邪蛊，当正偃卧，闭目闭气，内视丹田，以鼻徐徐纳气，令腹极满，徐徐以口吐之，勿令有声，令人多出少，以微为之。故存视五脏，各如其形色；又存胃中，令鲜明洁白如素。为之倦极，汗出乃止，以粉粉身，摩捋形体。汗不出而倦者，亦可止。明日复为之。又当存作大雷电，隆晃走入腹中，为之不止，病自除。”

中风诊治

1. 风病认识

壮瑶地区，风毒为主要致病因素之一。风毒包括的疾病非常广泛，民间有 36 风与 72 风之分。在壮民地区搜集的手抄本《此风三十六样烧图》列举有肚痛风、鲫鱼风、马蹄风等若干。瑶民所处环境、气候与壮族基本相同，风毒亦为常见病。瑶医认为风病有七十二种，诊断时以抽搐、昏迷为要点，并根据不同的临床表现按不同的分类方法命名。如按抽搐姿势、昏迷状态不同分为鸡爪风、撒手风、鱼口风、蚂虫风等；按兼症不同分为水泻风、肚痛风等；按发病时声音不同分为羊风、马风等；以及儿科的月家惊、夜啼惊等。

2. 风病治疗

古代瓯骆地区由于自然环境与居住条件恶劣，人易患风毒之证，而对于此病的治疗，壮瑶之医均有其应对的治风祛毒法，而病因相同，治则亦相仿。通常运用“穿经走脉法”“启关透窍法”等，以达到宣通气血、消除凝滞、舒筋通络及疏泄孔窍、透邪外出的目的。壮医针对 36 风或 72 风，有其相应的治法。如“头痛”“胸痛”“胁痛”“腰痛”“下肢麻痛”等，其治疗原则是通调龙路、火路，止疼痛。对于头痛，有七爪风与毛叶石楠、黄鳝藤、盐肤木、海金沙、三月莓、金樱子、茅莓等组合的方剂泡酒内服法；对于腰痛，有活血藤、飞龙掌血、上山虎、下山虎、山萎各适量，浸酒以擦患处的外治法。对于风、寒、湿、热等毒邪，阻滞龙路、火路，致气血运行不畅，痹阻于筋骨肌肉、关节所致的兼症，有七叶莲、威灵仙、九节风、通城虎、丢了棒、宽筋藤、过江龙水煎服等治法。凡治风毒，其治疗原则是祛风排毒，疏通两路。民国时期县志中，也有关于中风治疗的记载。如朱昌奎《宾阳县志》载有治疗中风方：“用花生油抹湿面部，并灌一二钱入口，风即退；或用生番薯菜叶焙火擦五心，风立退；或用生姜火煨槌烂擦五心，风亦退。”吴克宽、陆庆祥《隆山县志》记载，王少卿所著《临症经验医案选录》一册，也有“论中风急救法”专论。

3. 治风药材

清·苏士俊、纪堪谨《南宁府志》卷十八记载广西地产药材时指出，皂角是治疗“中风卒死”的一味良药：“皂角，大小二种，如刀豆者少毒，小者佳，中风卒死、牙关紧闭，研末吹鼻令嚏即醒。”

壮瑶治风毒用药亦相仿。为了便于记忆，通常将药物分为风药及打药两大类，对于盈证的治疗，以打药为主；治疗亏证，则以风药为主，有时是风打两类合理配伍。瑶药最常用的老班药（瑶族经典用药）是经过历代瑶医药人员不断发掘、验证、整理、总结出来的临床用药精髓，是具有非常鲜明特色的瑶药。它包括“五虎”“九牛”“十八钻”“七十二风”等104种瑶医常用药。流传在瑶族民间的一首药性、药效歌谣云：

五虎威震坐山中，寒热温平息息通。
九牛力大强筋骨，益寿超过庞宜宗。
十八武艺能掌握，哪怕猎物无钩弓。
七二风名治百疾，留下后人去追踪。

（1）“五虎”，即入山虎、上山虎、下山虎、毛老虎、猛老虎。五虎在功用方面大多是打药，例如，入山虎常称二半针、两面针等，其解释是：其一，本药生长有刺，为正钩生长，方向朝向山川，如猛虎爪样；其二，是药性为攻剂，作用有如猛虎一样，而被命名为入山虎。功能清热解毒、活血消肿、止痛、散结杀虫，在临床上常用于跌打、风湿骨痛、胃痛、牙痛等症。

（2）“九牛”，多属风药，包括白九牛、红九牛、花九牛、黄九牛、绿九牛、青九牛、蓝九牛、紫九牛、黑九牛。其功能主要是舒筋、通络、补肾。以紫九牛的原植物来核定，就是当今用在临床的血风藤、翼核果，功能养血固肾益精，舒筋活络，属风药。

（3）“十八钻”，多属打药。包括槟榔钻、蓝钻、葫芦钻、黑钻、麻骨钻、铜钻、黄红钻、黄钻、铁钻、白钻、四方钻、双钩钻、六方钻、小红钻、小钻、大红钻、大钻、九龙钻。“钻”以象其尖锐穿透，主要功效是通达经脉，透利关节，对瘀阻、湿滞的病人较为适宜。

（4）“七十二风”，包括七爪风、入骨风、九节风、九层风、九季风、三角风、大肠风、大白背风、大接骨风、大散骨风、小肠风、小白背风、小散骨风、五爪风、五层风、五指风、牛耳风、牛膝风、水浸风、石上风、龙骨风、四季风、白面风、白背风、半边风、半荷风、百样风、过山风、过节风、过墙风、竹叶风、血风、羊角风、阴阳风、红顶风、走马风、来角风、扭骨风、冷水风、鸡肠风、刺手风、爬墙风、金线风、金骨风、金钱风、细接骨风、南蛇风、保暖风、鬼刺风、追骨风、独脚风、急惊风、穿骨风、扁骨风、破骨风、鸭仔风、鸭脚风、钻地风、倒丁风、浸骨风、黄骨风、接骨风、假死风、麻骨风、粘手风、黑节风、暖骨风、酸吉风、慢惊风、蝴蝶风、鹞鹰风、糯米风。“风”以象其善行数变，用途极广，包括有寒热、温平、降泻、扶补，在临床配伍均有独到疗效，属风、打药相兼药。

壮乡鼻饮

壮医对鼻病、喉病及呼吸系病症，常煎煮草药液吸入洗鼻，或蒸化气雾，令病人吸入治疗或预防一些时疫疾病。这种方法，古代称之“鼻饮”。鼻饮在古越族中流传，史书、地方志多有记载。最早见载于汉·杨孚《异物志》：“乌浒，南蛮之别名，巢居鼻饮。”《汉书·贾捐之传》：“骆越之人，父子同川而浴，相习以鼻饮。”其后历代文献亦有所记述。《魏书·蛮僚》曰：“僚者……其口嚼食并鼻饮。”明·田汝成《炎缴纪闻》亦说：“越人……凿齿，鼻饮。”宋·周去非《岭南代答·鼻饮》：“邕州溪峒及钦州村落，俗多鼻饮。鼻饮之法，以瓢盛少水，置盐及山姜汁数滴于水中，瓢则有窍，施小管如瓶嘴，插诸鼻中，导水升脑，循脑而下入喉。富者以银为之，次以锡，次陶器，次瓢。饮时必口噍鱼鲊一片，然后水安流入鼻，不与气相激。既饮必噫气，以为凉脑快膈，莫若此也。止可饮水，谓饮酒者，非也。谓以手掬水吸饮，亦非也。史称越人相习以鼻饮，得非此乎?”此记载了邕州溪峒等壮民，以瓢盛山姜汁或盐水，施小管插鼻，导水安流入鼻以凉脑快膈的习俗。山姜汁洗鼻，可治鼻渊，壮药雾化以治鼻炎，均能取效；而盐水洗鼻，亦属良法。所谓“鼻饮”，其实是壮医洗鼻治疗，古越有鼻饮习俗，此一方面可用于防暑降温，一方面则可抵御瘴毒。

壮瑶药浴

1. 民间习俗

在瑶家广泛流传一句瑶族民谣：“若要长生不老，天天洗个药水澡。”由于瑶族人民多居住在深山老林中，常年生活在雨水多、日照短、湿气重、多云雾的自然环境中，加之生产力低下，终年从事繁重的体力劳动，因而养成了天天洗澡的习惯，无论严冬酷暑，瑶族每人每晚都必须入“庞桶”内浸泡洗身，既洗涤刀耕火种时沾染的炭灰泥迹，又通过温水浸泡解乏，使血脉流通，便于入睡，同时也可以防治疾病，强身健体。在冬天浸泡后，全身温暖，弥补了因生活贫困而缺少衣服被褥的不足，更能在山风中抗御寒冷。在这一良好的生活习俗基础上，瑶医充分利用生产、生活环境中的自然资源，采集药物，经煎煮后用药液浸泡擦身，由此产生了与瑶族生存环境相适应的，集防病、治病、健身于一体的用药煎水洗澡的养生方式——“庞桶药浴”。壮族有浴足疗法，亦具有悠久历史。

2. 药浴用具与药浴法

“庞桶”又称“黄桶”，是用杉木制作而成的高 0.9~1 米、宽 0.6 米、长 0.7 米的木桶。瑶族用药液洗身，不分男女老幼，全家皆洗，一家轮流洗，水脏了就换，冷了再加热。洗澡的规矩是：先客后主，先小后大，先老后少。现在也逐渐采用了换药液的方式进行药浴。妇女生孩子，满三朝均洗药浴，婴儿洗后健壮免疫，产妇可以祛风祛瘀，补身强体，产后一周就可以劳动。用艾叶煎水给初生婴儿沐浴，据说可免患皮肤病，用葫芦卷须在年终除夕之夜给小儿洗澡，可免出麻疹，等等。瑶族人民过端午节，家家户户都采用鲜药草洗澡，对于春季流行病的防治起了很好的作用。洗药浴还是瑶家待客之道，瑶民待客时会到山上采集鸭脚木、白背风、走马风、钩藤、火梅等具有清凉之性的草药煎煮，让客人先喝一大碗药液，然后先洗头发，再浸泡到药液中洗澡，可以舒筋活络，放松身心，清热排毒。洗药浴是瑶族的风俗习惯，通常在瑶民上山劳作之余，顺手采摘，一般用几十种甚至上百种新鲜草药配制煎煮，因而洗药浴也被称为“百草浴”。在瑶家人看来，洗药浴不仅仅是去掉身体上的污渍，更是一种修身养性，强健机体的方法，可以抵御灾病，延年益寿。

3. 浴疗原理

瑶族药浴是借水的温度、水的机械刺激和药物的作用，对机体发挥治疗效能的。当利用热药液在皮肤或患处熏洗时，由于温热刺激，使皮肤血管扩张，血液循环加快，使新陈代谢旺盛，改善局部和全身机能状态，这就是中医所称的“通经活络”的功效。药液又能刺激皮肤的神经末梢感受器，通过神经系统，形成新的反射，从而破坏原有的病理反射。由于皮肤和黏膜也有呼吸作用，药物亦具有不同的功效，如滋补强壮、清热解毒、活血通络、行气止痛、祛风燥湿、杀虫止痒等，因此，不同的药浴配方可治疗多种疾病。由此可见，瑶族药浴与现代医学的研究及中医学的理论是相符合的。壮族浴足疗法，亦具同理。

药市传说

在壮族聚居的靖西县，流传每年农历五月初五赶药市的习俗。靖西县远近村寨溪峒的壮医药农及懂得一方一药的壮民，纷纷将自采的各种草药，肩挑车载到县城摆摊出售。上市的药材品种多达几百种，赶药市的人多达上万人，主要圩亭都摆满，其数不下五六百摊。壮族居住的其他地方的药市规模则不能与靖西相比。

靖西药市起源于何时，现尚未发现明确的文献记载。当地民间传说，药市是古时一位医术高明的称之爷奇的老壮医，带领壮民与瘟神做斗争而发起的。传说在每年农历五月初五，瘟神——“都宜”（壮语，即千年蛇精）就出来肆虐百姓。这瘟神“都宜”很厉害，凡是有人居住的村寨，它都要去喷射毒气，散布瘟疫，放蛊害人。一家一户不能对付，一村一寨也无法抵御。爷奇常年为乡亲们治病，仔细观察“都宜”的恶行，发现它特别害怕艾叶、菖蒲、雄黄、半边莲、七叶一枝花等许多草药，于是就教会人们采集这些药材，或挂在家门口，或置备于家中，以对付“都宜”的袭击。以草药煎汤内服，或煮水洗浴，都可预防瘟疫。因为各村寨采集的药材数量与品种不均衡，爷奇就建议大家在五月端午把家里的药材都摆到街上来，这样一来可以向瘟神“都宜”示威，二来可以互通有无，交换药材品种，交流防病治病经验。“都宜”无法对付各村寨贮备的那么多草药，最后只好逃之夭夭。爷奇不但教会人们采药，还教会了人们种药。

童仔灸图

壮医的外治法丰富多彩，其特点是以辨病为主，用药简便，专病专方。几乎所有的病症都可采取外治法或外治法与内治法配合运用。一般病症，单用外治法即可奏效；有些病证虽用内治法，亦配合外治法来治疗。广西宁明县忍乡壮医邓显楷收藏有一本手抄本《童人仔灸疗图》，是用于儿童外治的专书。

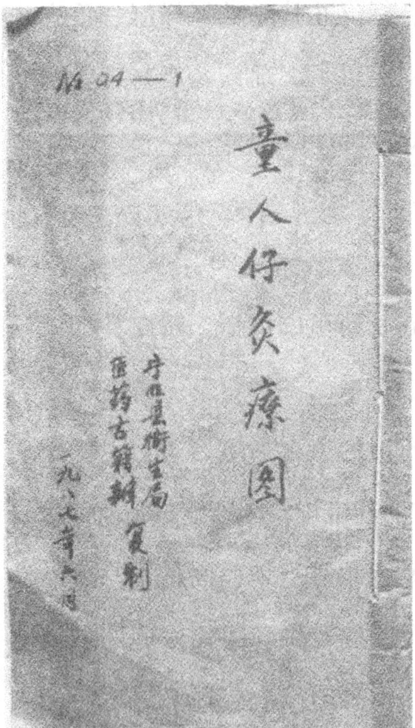

《童人仔灸疗图》封面

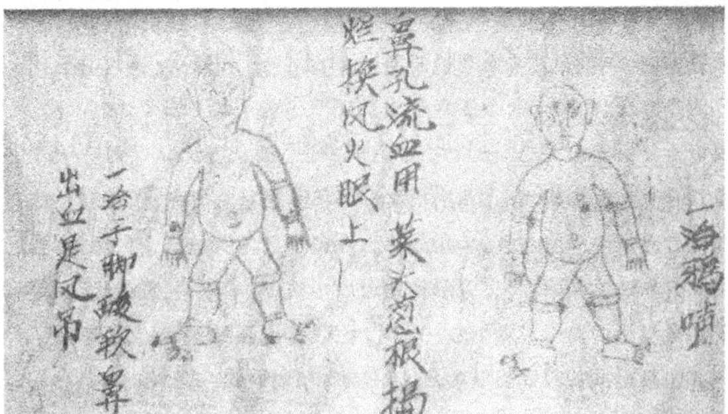

《童人仔灸疗图》内页

瑶乡习俗

1. 生活环境

瑶族与壮民有着地域的共同性。其先民以深山老林为居，与毒蛇猛兽为邻；山岚雾露盘郁结聚，风寒湿热不易疏泄，易于百病丛生。恶劣的自然条件，加之迁徙性的劳作生存方式，瑶族先民更加注重疾病预防与身体养护。故长久以来，瑶族百姓爱歌舞，瑶乡山歌负盛名，他们常把前人传下来的民俗与药用防病养生法编成歌括，一代代传唱下去，这展示了瑶乡之民的预防思想与养生文化。

2. 歌谣记载

春节菖蒲温辛香，内服外浴效验彰；
四肢湿痹屈难伸，耳鸣头风五劳伤。
菖蒲能祛瘟虐瘴，咳逆上气用亦良；
常服骨坚颜面艳，延年益寿百年长。
二月初一鸡屎糕，四肢湿痹预防好；
三月清明黄花饭，肝炎目赤治效高。
四月初八枫木香，枫枝插门户户唱；
糯米饭同韭菜炒，不畏湿气与岚瘴。
五月端午用雄黄，疗癣鼠疾痔疽疮；
雄黄早晚背身上，诸虫蛇毒不敢伤。
白芷韭菜粽粑香，草果浸液祛疟瘴；
小占五加诸味药，熏洗除湿去痹良。
婚娶办席需槟榔，酒后代茶以御瘴；
醒之能醉醉能醒，健脾和中补劳伤。
小儿降生烧苍术，川连频咽时时知；
满岁防病铜锁住，外出祛邪插桃枝。
六十老人备命粮，初一十五食安康；
鸡子蜜糖蒸饭上，久服强身百年长。

3. 经验积累

瑶民在与疾病斗争中，积累了丰富的经验。他们注意保持水源卫生、经常消灭四害，等等，这些对于预防疾病、保护身体健康有着积极意义。在传染病方面，往往采取外归者隔离换衣、死者火葬等防范措施，这些与壮民亦有着地域的共同性。清代《开建县志》有“惧患痘，有出而染者，不得复入”及“有疫殁，则并焚其尸，徙居焉”的记载。在养生防病方面，瑶族也非常注意根据季节、气候的变化来调理自身的精神和起居；运用食养、药养及药浴法、清洁环境以避邪；采用无病防病，既病防变等措施；遵循择优婚配、近亲不婚的规则，等等。

百年浮沉

近代中医学概况

近代历史概况

1840 年的鸦片战争，是中国由封建社会沦为半殖民地、半封建社会的转折点。广西近代的社会变化也从此时开始。近代广西人口数量一直处于增长状态，1840 年，广西有 763.4 万的人口，到 1949 年增至 1 600 万人左右。这其中有自然增长的人口，也包括了大量因战乱从外省迁入广西的人口，这种状况致使近代广西农业发展一直处于低迷状态。清雍正至嘉庆年间，广西曾有余粮运往外省，到了后来则发生较大变化：一是迅速增长的人口带来人多地少的矛盾日益突出；二是天灾人祸（包括战争）频繁，耕作技术落后，作物产量不高，水稻亩产仅 100 千克左右；三是殖民主义者的掠夺和商品输入，大批广西农民弃田辍耕；加之战乱频仍、政局动荡，广西农业生产发展极为缓慢。工业方面，1898 年龙州制造局（兵工厂）建立，代表广西近代工业的兴起，其后广西逐渐出现有冶炼厂、造纸厂等少量官办工业。新桂系掌管广西政务后，工业资本总额一度达 7 000 余万元国币。抗战胜利后，新桂系又追随南京政府发动内战，广西工业一落千丈。历朝历代商业都是广西比较发达的产业，广西东部苍梧、柳州、邕州等地的商埠发达。抗日战争后期，由于生产衰退、通货膨胀等，广西商贸也走向衰败。总之，内乱外患使近代广西一直处于战事纠葛、人口流动、社会动荡之中，某种程度上的经济文化交流，又造成近代广西的发展在综合水平较差的情况下而局部却有一定程度的发展。

近代医学概况

清同治元年（1862 年），西医传入广西，先在梧州、北海、南宁等主要城市外国人办的教会医院中应用，能开展一般常见病的治疗。民国时期，在临床医学方面，广西中医内科、外科、针灸科的临床技术逐步精湛，名医正骨技术及有关著作在国外颇有影响。1934 年，广西医学院成立后，西医临床技术得以传授和发展，直至 1949 年广西解放前夕，临床逐步分科设置病床，使用显微镜做三大常规化验，以及 X 线检查、眼底检查等诊断技术；开展一般五官及腹部普外手术；进行内科、小儿外科、烧伤整形外科等手术和研究。

在预防医学方面，自清同治五年（1866 年）至 1948 年，广西全省曾发生大瘟疫 20 多次。鼠疫曾经传染遍及 43 个县市，流行长达 80 余年。霍乱、副霍乱、流行性脑脊髓膜炎、伤寒、疟疾、血吸虫病、丝虫病等传染性和地方性病也经常广泛流行，严重危害人民的健康和生命。抗日战争时期，因传染病而死亡者数以万计。当时，广西境内没有专门的卫生防疫机构，省政府只是于疾病流行时在一些城市设立隔离医院（所），收治传染病人，或组织少数医务人员成立临时防疫队伍，到疫区进行防治。

在医药方面，广西曾先后建立广西省立卫生试验所和南宁、桂林、梧州医药研究所，设立中药堂店 3 982 间，先后研制疫苗和中药饮片、丸、丹、膏、酊、油、散剂等大批成药。梧州、桂林、永福、临桂等地建立药圃、试验场，种植药用植物。但是西方医学的传入，亦造成中国近代医学发展艰难。以医疗卫生行政机构的设立、医学团体的建立、医学期刊的出版为特征的医学社会化建构，医院成为医疗活动中心，新型的医学教育体制的建立等，都对中医的发展产生了巨大的影响。广西中医的发展受全国大环境的影响，也经历了大致相同的情况。

近代医著研究

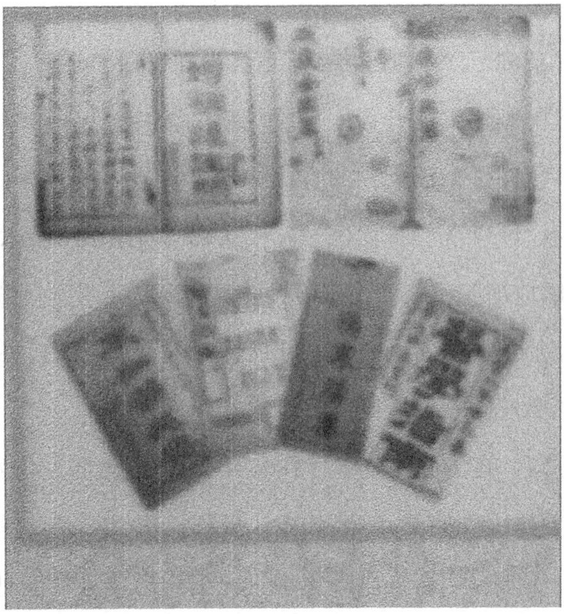

清代晚期八桂医学著作

近代广西中医对经典理论的阐述不多，史志有记载对《黄帝内经》的研究仅有清代桂平医家程尹扬《朱批人身脏腑脉络全图》、阳朔医家黄周《灵素内经体用精蕴》两部；有记载的伤寒学专著仅有《伤寒检验提要》《批伤寒论》《伤寒科学释》等，而大部分书籍均未能获见。目前所见中医经典理论研究的专著有清代医家钟章元《伤寒括要》、清末医家黄周《灵素内经体用精蕴》（残卷，仅存1、2册）和民国时期范敏言《伤寒论析议》等。

1.《黄帝内经》的研究

近代广西的《黄帝内经》研究，具有鲜明的特色。这一时期的研究思路除对经典理论的解释外，还将内经中的理论条文与西医理论相结合。最具有代表性的著作是黄周的《灵素内经体用精蕴》。

2.《伤寒论》的研究

近代广西在伤寒理论方面有造诣的学者不多，但也不乏有影响的著作。广西玉林医家钟章元之《伤寒括要》便流传于世。民国时期的范敏言为使《伤寒论》

简便易学，写有专著《伤寒论析议》以进一步阐发论述。值得一提的是，民国二十四年（1935 年），广西桂林籍医家罗哲初，向世人公布了他藏有古本《伤寒论》，这一消息在全国中医界引发了不小的震动。国内知名的中医刊物都刊登了各家对此事展开的评论与考证。

3. 脉学研究

在脉学方面，有罗哲初所撰《脉纬》一书，刊于民国十七年（1928 年），分上下两篇，上篇阐述了各经脉及经脉循环度数、轻重为病等；下篇论述了三部九候、阴阳脉、四时脉、五脏脉、岁运脉等脉法。又有桂平黄萧梅所著《脉学新义》一书，刊于民国二十二年，引用《内经》《难经》等经典著作的理论来论述脉理，结合现代医学解剖生理知识来印证中医脉学，论述了 30 多种脉的性状及主病……这些对广西中医诊断学的发展起了重要的推动作用。

总之，近代广西医家对经典中医理论的阐发较少，但不论是早期的钟章元还是生活于近代后期的黄周、范敏言，他们对《内经》和《伤寒论》的阐发都从"荟萃精要"出发，力求做到"汰其繁杂，撷其精华"，使意蕴宏深、头绪纷繁、文辞古奥、篇什残缺而不易研究的经典理论更为简便易懂，为初学者入门提供了方便条件。由于近代广西整体文化水平落后，医家对一些中医典籍未能透彻理解，同时也存在对西医理论一知半解的情况。

临床医学发展

在医学史的发展历程中，任何时代的医学，都是为当时的社会服务的。某一时段的社会情况决定了该历史时期内医学的发展方向。近代这百余年动荡的社会环境里，中医为保证人民的健康做出了巨大贡献，同时医疗实践又推动了中医学的发展。近代广西传染病流行猖獗，中医中药治疗疫病起到了非常重要的作用。西医传播对中医诊疗方法的影响也是这一时期学术发展的特色。自古以来，广西临证医学基本没有专科、专著出现，史料也未见载名声显赫、医技突出的医家。而近代针灸学在理论上的创新，使广西中医在医学理论水平方面上了一个新台阶；同时其临床实践的发展成就也十分突出，其杰出代表人物有：罗哲初、罗兆琚、李文宪、彭祖寿等。对疫病治疗的成绩也使广西在卫生防疫工作上积累了大量宝贵经验；外科治验在后期也为广西贡献了疗效卓著的医方，新中国成立后这些医方为广西创造了较大的经济效益。近代广西临证医学的这些进步，与古代相比有了长足的发展。临症各科在医疗实践中充分发挥各自的优势，内科、外科、妇科等，也有了一定的进展，还刊行了很多专科医著。

1. 传染病临床治疗

广西因为地理环境气候的特点，传染病流行猖獗。据史料记载，从1866—1946年，广西有60年次发生人间鼠疫，波及44个县。1914—1946年，广西发生7次较严重的霍乱，波及45个县。1937—1949年，广西不断发生天花流行，累计发病28 383例，死亡4 770例。除此以外，还有痢疾、伤寒、麻风病、结核、麻疹、白喉、破伤风等多种传染病的流行。而儿童体弱，多为疫病所害。

中医中药在防治疫病方面功效卓著，发挥了重大作用。这一时期关于疫病方面的著作主要有梁玉池《救疫全生篇》，民国时期广西各地医家还在中医杂志中大量发表了关于疫病的论文。在儿科痘疹方面，目前可见广西刊印最早的一部儿科专著为《保婴易知录》，为清嘉庆十七年（1812年）桂林贺广文堂、田毓芝堂刊印。此后，清光绪壬寅年（1902年）重刊有《痘症心法歌诀》，1935年梧州出版《痘疹症治辑要》等书。

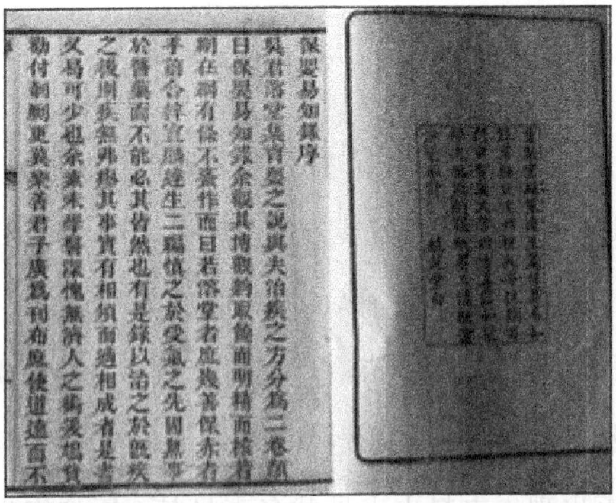

《保婴易知录》，吴宁澜编著，清嘉庆十七年（1812年）桂林贺广文堂、田毓芝堂刊印，儿科专著

近代广西传染病方面的突出代表有梁玉池、陆钧衡等。在儿科痘疹方面，论治最突出者当为梧州陆钧衡，陆钧衡时任广西梧州区医药研究所教导主任，将家

藏香山隐名氏之《痘疹症治验珍本》贡献出来，编辑刊印而成《痘疹症治辑要》一书，是近代广西痘科治验中论述详细的专著。梧州医研所将此书作为课本，在痘科教学中发挥了重要作用。至民国时期又出现多名善治时疫的中医师，如北海苏立民、玉林卢宏道、梧州陈务斋等，其中陈务斋是治疗时疫贡献突出者之一。陈务斋早年接受家传医术，后又参加上海中医函授学校学习，对中医理论理解颇深；他所创制的治疫方论被收入《全国名医验案汇编》达 14 条之多，由此可见广西医家在时疫治疗方面积累了较丰富的经验。

2. 近代方剂学的发展

自清代起，广西出现了相对较多的方书专著，史志有记载的中医典籍一共 61 部，其中方书就有 37 部。诸多医著流传于世而目前能见到的极少。较为重要且流传于世的几部方论著作有：鲍相璈的《验方新编》、梁廉夫的《不知医必要》、黄周的《医学撮要》等。近代广西方剂类的医著为最多，其主要原因有两个方面：其一，广西地势复杂、环境恶劣、山区偏远，是一个缺医少药的地区，百姓患病往往很难得到及时治疗。在此种情况下，一些有识之士致力于编著简易方书，在广西刊行，以普及医药知识，使百姓在需要之时能自救救人。其二，方论类医籍多有方有论，对某一病症能详细论述再附治疗方药，极便于医者、百姓置于案头身边以随时查阅。因此，方论之类医籍更具有普及性，更能为百姓所接受。即使目前流传于世的方论见载于医籍的不多，从史志记载的数量也可看出，方剂类的医书在广西更受百姓欢迎。

3. 近代针灸学的发展

近代后期，广西针灸学发展较快，理论和临床研究均有起色，临证诊疗水平也不断提高，出现许多学术经验丰富的医家，以及颇有价值的医著。以针灸为专职的中医师有罗哲初、罗兆琚、陈鉴冰、李文宪、彭祖寿等。其专职中医师以罗哲初、罗兆琚为代表。首先在针灸学推广与传播上贡献最大的是针灸医师罗哲初，罗哲初在左氏针法基础上形成了“八桂针法”，“八桂针法”经罗哲初传播于江南几省，成为国内闻名而颇有影响的医学流派。理论贡献与学术成就最突出的是罗兆琚，其对针灸学最大贡献是创立了针灸穴位的“穴性”理论。罗兆琚将他的穴性理论与药性理论相比较，归纳气类穴、血类穴、虚类穴、实类穴、寒类穴、热类穴、风类穴、湿类穴共 8 大类。而这种“穴性”分类法很快被针灸界所接受。罗兆琚还十分重视针灸在外科疾病诊治中的地位和作用，所著《新著针灸外科治疗学》首创了我国针灸外科治疗学体系，其所编著的针灸著作很多，现存有 16 部。李文宪有《针灸精粹》一书，收录了罗氏对“穴性”的论述，如今流传很广的《穴性赋》就是在此基础上编撰而成的。彭祖寿在各种杂志上发表针灸论文多篇。罗哲初的遗著《针灸发微》《针灸节要发微》于 1949 年出版。陈鉴冰为承淡安的及门弟子，后任教于梧州区医药研究所。总之，近代针灸学在理论上的创新与临床医疗上的实践，使广西中医在医学理论水平方面上了一个新台阶。在近代针灸学教育方面，罗哲初、罗兆琚等有突出贡献。

4. 近代内外科的发展

近代广西中医内科的发展并不十分显著，分科不够明确，各医家都十分注重临床验案的收集整理，侧重汇集方药；在中医辨证理论上基本沿袭前人，无创造性突破。广西近代中医史上内科治疗方面有一定经验的医家有清代邓达亮等。邓达亮在对萎证论治方面，师古而不泥于古，能借鉴《内经》理论，并结合南方地域特色进行辨证。民国二十三年《贺县志》卷十记载其论述：“经曰：热则生萎，是言萎之实证也。又曰：清湿袭虚，是言萎之虚证也。今南方卑湿之地，天气虽热，内有伏阴。”其又论结核病：“夫核症者疫症也。有天行之核症，有传染之核症，其来虽殊，其为核症则一也。而医者见此症有大热，或表寒，或凉寒，而不知实实虚虚，是医者误之也。其人素有蓄热，一染核症，其症为实证矣；其人素有虚汗，虽染核症，其症为虚症矣。夫实证者，热症也，热毒入于胃腹，故大热。胃火上烁肺金，不能生化水源，故津液枯而大渴。胃火上熏于心，则心神内乱，故狂言妄语。救之以犀角地黄、普剂消毒、三黄解毒之类加减之。如不应，或便闭者，速用大、小承气攻之，是釜底抽薪之法也。虚证者，阴证也，外虽有大热，阴毒攻心则甚至昏沉。正气虚，邪气盛，故死。虚证宜急补，或以参附汤，或回阳救急。托里消毒之类加减，倍参、芪、附、桂，活法以治之，或十中有一二可救也。”

外科学方面，广西近代较为突出的是骨伤科学的成就。新中国成立前，广西中医骨伤科医师的技术多为家传师授和自学。这些医生散在民间，被群众称之为“驳骨匠”。这些人都凭自身的经验，多用草药疗伤接骨。在南宁、柳州、玉林、梧州等发达地区，善治跌打损伤的中医家有陈善文、李星如、黄信兴、敖肇时、尹鸿钧、尹耀明、梁锡、梁锡恩、阮朝、杨青山等，善治瘰疬的有南宁的卢立廷。

陈善文，曾在吴佩孚、张发奎部任军医，治好不少骨伤病人。他以驳骨为主，钻研中医和中草药，在新中国成立前就创制出闻名于世的驳骨水，后来他献出“正骨水”“云香精”秘方，任过制药厂副厂长等。1973 年他 91 岁时去世。

敖肇时，上思县人，为著名的骨伤世家，百姓受伤有求于敖家，敖家从不推辞，常无偿为乡亲救治。敖肇时驳骨所用药物，多以草药为主，配以中药的三黄散、土鳖虫等。所用的药物因为自采自制，具有廉、验特点，深受群众欢迎。新中国成立前曾在南宁市水巷（今中兴街）正式挂牌行医。

梁锡恩，少林武术技击家出身。善正骨，治疗跌打损伤。新中国成立后在广西省立中医院建立骨伤治疗组，后贡献“十一方”药酒配方造福人民。

中西汇通思潮与中医救亡活动

中西汇通思潮兴起

中西医汇通思想在中国近代医学史上占有重要地位，对中医学的发展有较大影响。在广西境内，西医对中医的学术影响也相当大，自清同治元年（1862年）美国南方基督教浸信会牧师兼医生纪好弼到梧州设讲堂传教行医后，西方医学就逐渐在广西传播开来。广西的普通民众逐渐接受西医的诊疗方法并认可其疗效，中医师们也开始认识到，西医技能对补充其医学知识有至关重要的作用。广西医家除开始学习西医外，也逐渐将西医理论纳入自身的学术著作中，将中西医进行比较研究。其中最具代表性的有清末桂林医家黄周和民国时期的杰殊等人。

1. 黄周的兼容并蓄与取舍态度

黄周著作现存仅有《灵素内经体用精蕴》残本两卷，《医学撮要》一卷。《灵素内经体用精蕴》为研习和重点掌握《黄帝内经》而作，摘要抄录《黄帝内经》原文，按择要分类、荟萃精要、中西汇通的整理原则，从脏腑、经脉、病症、药品、方剂、诊候、审治、针灸的门类，分为八篇后重新组合。第一卷总论脏腑，概述脏腑的气化、资生、体质、功能、关系等五项内容；亦引用马莳《黄帝内经素问注证发微》《黄帝内经灵枢注证发微》、张志聪《素问集注》、唐宗海《中西汇通医经精义》，以及杨如候《灵素生理新论》中的原文来编排整理，《医宗金鉴》

《医林改错》等内容也偶有收录，最后加黄周的按语。第二卷分论脏腑，按先脏后腑，先表后里的顺序，用各脏腑的气化、资生、体质、功能及关系为主线，将脏腑的生理功能一一进行论述。次将《黄帝内经》有关脏象的重要段落汇集在一起，尽管某些脏腑的生理特征和职能的内容没有尽择，但所摘录的内容已基本赅备脏象学说的核心部分。其书删繁择要，取舍有致，钩玄扼要，编次中规，融会贯通，浑然一体，是习医者得力的借鉴工具。黄周于每条择文下必加西医理论诠释，择要归纳，这种中西汇通阐述中医经典理论的方式，在近代广西中医著作中为最早一例。他引用唐宗海、杨如候的西医理论来解释中医经典条文，在书中尽量用现代科学来解释中医理论，努力使中医显得更为科学化。这在当时社会上反对中医的狭隘学术环境中，黄周能从另一种角度发扬国医之精华，其精神及弘扬中医的方法不得不让人称道。

黄周生活在清末民初社会大变革的时期，在近代文化界提倡中西汇通的情况下，他不可避免地也接触到各种现代科技知识，自然也受到西方医学的影响。然而因幼时接受的是中国传统教育，思想上所尊崇的还是中国传统文化；黄氏具有兼收并蓄的精神，但对西医的态度并不是全盘接受。例如在论述“肾者作强之官”时，黄氏载录“西医云：人之才智，均出于脑髓，人之筋力，均出于脑气筋。就问脑髓为何物，则西医不知也。盖髓者肾精所生，精足则髓足，髓在骨内，髓足则骨强。所以能作强而才力过人也”。就此黄氏指出西医理论并不比中医完善。所以他是拿西医为中医理论做解释和铺垫，当遇到以西医理论不能解释的问题时，则对西医采取驳斥态度。

2. 杰殊立足中医而倾斜西医的态度

杰殊《中国医学的基础知识》一书，继《灵素内经体用精蕴》21 年之后出版，其编排是采用中西医结合的方式，深入浅出地将西医基础理论阐述得简单明了。其中出现大量对西医明显推崇的内容，也说明了西医越来越被世人所接受并得到重视，学习西医理论在当时医学界已经成为一种趋势。此书内容侧重于西医方面，中医基础理论大部分没有深入讨论。这对于有一定中医基础的人学习西医知识有较大帮助，但书中对中医持明显的批驳态度，显得过于武断。这一方面反映出作者本身对中医掌握得相对肤浅，而且没有足够深入的研究；另一方面也从侧面反映了当时社会上一部分人对中医所持的否定态度。

3. 刊物与教学中西医结合的倾向

1930年以后，广西出版的中医著作逐渐增多，中医的刊物也陆续出现。这些中医著述内容，都有十分明显的中西医结合的特点。1934年广西省立梧州区医药研究所成立之初，课程课时安排，就有中医学占总课时的三分之二，西医占三分之一的规定；所办刊物《广西省立梧州区医药研究所汇刊》编后语中亦可见："本所研究医药，拟取近世科学方法，以解释我国古代医术。"同年11月，广西省府发布《广西政府公报》"检发中央国医馆整理国药学术标准大纲草案"一文中规定，要学习西医的解剖生理学、病理学、诊断学，除中医四诊外，还要掌握西医之器械检查内容等，以及其他西医课程。此时西医已广为广西民众接受，而中医也浸入其意识：只有知己知彼，只有用更客观、更具体的科学理论来研究医学，研究中医，中医才有更深层次的发展。后来如范敏言的《伤寒论析义》（1948年）中提到"用现代生理病理剖其义理"，即是其例。中医为焕发其新的生命力而奋力拼搏。

中医学术团体

早在明隆庆二年（1568年），我国就出现了第一个民间医学学术团体"一体堂宅仁医会"。当时医会的宗旨在于探讨医药学术，要求会员深入研究《黄帝内经》及四家学术之奥秘，提高医疗技术；讲求医德修养，深戒徇私谋利。随着西方医学传入我国，中医学的主流地位日益受到排挤。为了振兴、发展和改进中医，20世纪初叶，南北各地相继创办中医学会和医药学术机构。1902年成立的"上海医务总会"是我国近代最早的中医团体，此后中医界出现的社团越来越多。近代广西受全国影响，也逐渐出现了各种中医组织。这些组织主要以传授中医理论、促进学术交流、增加同业人员凝聚力、提高中医影响力，最终振兴中医为目的，为广西中医事业的发展做出了不可磨灭的贡献。

1. 崇华医学会

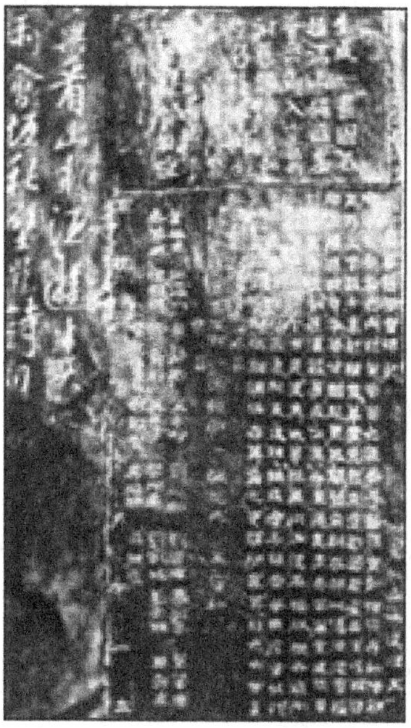

桂林叠彩山摩崖石刻崇华医学会碑记照片。清宣统三年（1911 年）刘绍香、房炤珊、吴仲复等 24 人在桂林成立崇华医学会，立碑记之

崇华医学会成立于 1911 年，地点在广西桂林市。现在桂林市叠彩山风洞外崖壁上，还可以看到“崇华医学会碑记”石刻一方。这是目前所见关于该学会最完整的原始材料。该碑立于 1911 年 8 月 24 日，高约 67 厘米，宽约 37 厘米；隶书，字径 2 厘米；碑文由该学会发起人之一宜州吴仲复撰写。据碑文“宣统三年七月初一立”，学会成立时间当在立碑之前。

据“崇华医学会碑记”记述：该学会的发起人为刘绍香、房炤珊、吴仲复；会员有董植正、陈霭六、熊静和、宁少松、刘心如、刘庚甫、李雨亭、莫肇唐、秦善甫、谭贻谋、熊希轩、宁正方、黎旭东、刘砌城、毛荣祖、秦舜友共 16 人；成员有阳子燧、李容轩、张觐南、陈芝九、王守如 5 人。其中宁少松擅长中医儿科，曾被誉为桂林四大名医之一；谭贻谋亦为当时桂林著名的中医师。《崇华医学会碑记》明载其志：“中华黄帝裔也，《内经》黄帝言也，后世子若孙，宜如何保存，如何研究，乃上下数千年，纵横几万里，先哲先达，渺若晨星。秦汉代兴，诊胜方胜，道经日午；华公继起，更能阐发俞附衣钵心传，深造《灵枢》经脉奥旨，志切匡汉，杀身成仁，至心至德，为来世宗。宋室迂儒，目为小道，愈趋愈下，日见陵夷，或辈既属同派，后为操觚，慨世道云汩，正伤斯文之将丧。急追真道，组织成会，名曰崇华，典产业以作基本，借他山以资攻错，谓保存其裔也可，谓研究其经也亦可，爰弁诸端。”他们感慨中医学几千年来为中华民族的繁衍生息做出了巨大贡献，如今却面临着前所未有的困境，于是“组织成会，名曰崇华”，志在传承祖国医学；虽名“崇华医学会”，实际上则是中医学术团体，这是目前有据可查的近代广西成立时间最早的中医药学术团体。学会同仁纵目神州而胸怀千载，对中医学术体系共谋保存与探讨研究，在承接祖国医学而继往开来的责任感上，具有高瞻远瞩的非凡气概！

2. 桂林中医研究社

桂林中医研究社成立于1920年，创办人为谢玉鉴、曾维岳。覃业根、覃桂成、黄琮泽、黄琮瀚、区耀群、梁振雾、覃荫枝、李炳南、龙章、苏钺、莫俊、莫开芳、杨汉英、徐训、袁尚纪等17人加入。据黄周《医学撮要》记载，他们“慨医道之危亡，悯民生之疾苦”，“以发扬我国固有之医学，福民利国为己任”，组织成立了该中医研究社；并聘请清末广西著名中医黄扫云（1870—1943）任教授，“爰即以所著《灵素内经体用精蕴》为课本，以期教学相长，亦以次第课毕矣”。可见该社是以开展中医教育和学术交流的教学学术机构。

3. 柳州县中医中药研究会

柳州县中医中药研究会成立于1936年。1936年，国民党省党部令柳州县中医药人员组织柳州县中医中药研究会，会长陈永寅，是广西容县人。

4. 南宁中医药研究会

1944年5月由邕宁中医界人士发起，经邕宁县政府核准成立备案，于1944年7月1日正式成立。成立之初，研究会就制定有规范的组织章程、学术研究规程，并设图书室及图书室管理章程。到1944年9月上旬，已筹到书籍资料300余册，入会会员达二百余人。1944年11月24日，日军二次轰炸南宁，该会呈报邕宁县政府批准成立战时服务团，王康才兼任团长，黄道存、李星如任副团长。发动会员捐款捐药，并组成多支赠诊队，帮助疏散民众，救济伤员，防止疫病流行，成绩显著。次年南宁光复，这个战时服务团还荣获了邕宁县政府专令嘉奖。南宁沦陷后，市民的生产生活受到严重影响，南宁医药会总部也随之疏散到平马（现广西田东县平马镇）设立临时办事处，研究会工作也被迫停止。

1947 年，国民生产生活相对稳定，经邕宁县中医师工会的重新发动，并请示县府获批准后，南宁中医药研究会于 1948 年 1 月 15 日恢复。恢复之日，研究会借南宁商会礼堂举行了隆重的复会仪式。出席会员达 108 人，县府科长黄廷彩、南宁中医师公会刘惠宁、广西日报编辑等人列席参加。该会前理事长王康才做了复会感言，提出了研究会复会后工作的发展方向。大会现场选举出第一届理监事人员。1948 年 2 月 21 日，南宁中医药研究会假座邕宁县中医师公会，举行了第一次理监事联席会议，票选王康才为理事长，黄道存、张本、张南山、李星如等为常务理事，陈翼为常务监事，举行第二届理监事宣誓就职典礼。

南宁中医药研究会的成立时间可追溯至 1944 年，可惜该会成立后即遭遇战乱，复会后不久又经历社会变革，研究会并不能很正常地开展工作。但是在时局动荡的时期，南宁的中医界人士能聚集在一起，依然为中医事业的生存与发展尽其绵薄之力，这不得不为后人所称道。

5. 大汉医药社

据《南宁市卫生志》记载，大汉医药社成立于 1949 年 8 月。南宁一些有志于中西医合作、交流的同仁在民生路 180 号组织成立南宁大汉医药社，同时附设有中药实验所。他们从改良中药剂型出发，将百余种中药制成流浸膏，然后进行配方以治疗疾病。该社于 1950 年曾创办《大汉医药》杂志，现在仍有 1 期杂志保存在广西壮族自治区图书馆。

此外，各地成立的学术团体还有：1916 年 6 月成立的神州医药会桂林分会、1929 年成立的梧州中医学会、1932 年成立的南宁市中医学会、1934 年成立的龙州医药研究会分会、1935 年 4 月成立的广西国医国药研究会及广西国医国药研究会柳州分会、1935 年 3 月成立的南宁国医分会，等等。

广西医师公会

民国时期，广西省内从事各种职业的专业人员和手工业者，为了团结力量，更好地组织生产生活，联合成立了各种职业公会。中医师作为自由职业者，也先后在各地成立了中医师公会。据载，广西最早成立的医师工会大约是1920年在南宁由20余名中医师组织成立的南宁中医公会。这些公会属于自由职业者之同业公会性质，会员人数不断发展壮大。1943年，国民政府通过的《医师法》第二章第九条规定："医师非加入所在地医师公会不得开业。"第五章第二十九条规定："医师公会之区域，依现有之行政区域，在同一之区域内之同级之公会，以一个为限。但中医得另组中医公会。"第三十条规定："市县医师公会以在该管区域内，开业医师九人以上之发起组织之，其不满九人者，得加入临近区域之公会或共同组织之。"因此，广西各地中医师依照法律要求，纷纷成立中医师公会。根据1948年4月广西省府统计处出版的《广西统计季刊》数据显示，截至1948年3月，广西全省各地成立中医师公会26个，会员人数达1 056人。其中比较有代表性的医师公会有：

1. 南宁中医公会

据《南宁市卫生志》载，1920年，南宁20余名中医师组织成立南宁中医公会，负责人黄榉门。张汉符于"民国十年至二十七年，历任南宁中医公会及中医师公会副会长、会长"。

2. 邕宁县中医师公会

邕宁县中医师公会具体成立时间不详，据《南宁市卫生志》记载："民国二十四年（1935年）邕宁县中医师公会改组，选黄道存为主任委员，张惠民、张本为副主任委员"可推是在1935年之前。另据1942年7月出版之《复兴医药杂志》记载："邕宁县中医师公会，筹备已久，拟于7月6日召开成立大会""票选理事结果：覃怖初、黄仲月、张汉符、陆钧衡、谢舍议、韦来庠、黄榉门、王康才等九人当选，黄道存等3人任候补理事"。据此，前后两个"邕宁县中医师公会"名称虽同，成立的性质可能不一样。

时至1947年，邕宁县中医师公会会址在南宁市当阳街兴宁镇公所内，时任理事长为王康才，理事黄道存、甘伯益、梁明初、李星如等14人。会员人数达到102人，入会中药店有24间。公会组织会员每月在民生路万国饭店内举行联谊茶会，方便会员切实联络感情，研究学术，讨论怎样促进中医发展，努力争取提高中医师在社会上的地位，扩大中医事业的规模。1947 年 4 月 15 日，由公会理事长王康才任主编，黄道存、张本、周基邦、秦布初等 13 人任编委，创办发行了《现代中医》杂志。

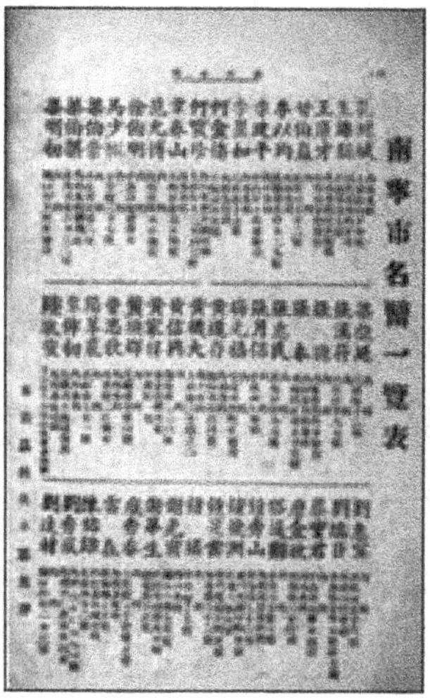
南寧市名醫一覽表

南宁名医一览表：1947 年《现代中医》杂志上的南宁市中医联合广告

3. 容县中医师公会

容县中医师公会具体成立时间不详。1947 年刘六桥任公会理事长。常务理事秦济民、盛展能，常务监事苏文革。会员人数共 108 名。

4. 梧州国医公会

梧州国医公会成立时间为 1935 年 3 月，创办人为廖仲时。另据《梧州市卫生志》中记载："二十一年（1932 年）夏，梧州国医公会成立，首届主任委员谭次仲，民国二十三年（1934 年），陈务斋医师任主任委员。"故该会成立时间等具体情况有待于进一步研究考证。梧州国医公会经发展壮大，到 1950 年会员已有 104 人，改名"梧州中医师公会"。后逐渐改组成现今之"中华全国中医学会梧州市分会"。

5. 荔浦县中医师公会

1947 年 9 月 24 日组织成立，票选李苑才为理事长。

6. 龙津县中医师公会

龙津县中医师公会首次成立时间不详，1947 年 4 月 15 日恢复，选何梦龙为理事长。

总之，近代广西有史料可考的中医团体最早出现于1911年，活跃于20世纪30年代至20世纪40年代中期，20世纪40年代后期逐渐走向衰落。这些团体主要分布在南宁、柳州、桂林、梧州等经济相对较发达的城市，按其性质可分为学术团体和医师公会两类：一类是中医学术团体，以交流、研究和发展中医学术为主要宗旨，有的还兼授中医，教学相长，培训专门的中医人才；一类是医师公会，以组织赠医、服务百姓，加强本行业人员的团结，维护中医师合法权益为主要宗旨。由于没有政府的资助，大多数团体是由热衷于中医事业的个人和集体自行捐赠款项，所以资金多不充裕，这势必限制了各组织的工作和发展。但就是在这种条件极为艰苦的环境中，广西的中医界人士还是奋起抗争，努力团结，为中医事业的生存和发展做出了令人鼓舞的成绩，服务了百姓，对广西地区的卫生工作贡献了力量。

中医刊物出版

广西近代中医杂志不多，这种局面是与广西近代中医发展状况密切相关的。民国期间，祖国医学备受当局的歧视和限制，处境甚为困难。据邓铁涛《中国医学通史》记载，“20世纪初，京沪一带文化发达的地区，中医界有识之士，为了维护和发展祖国医学，率先创办了各种中医刊物，进行学术交流，扩大中医的影响”。“进入二三十年代，随着中医药学术团体和中医学校的增多，中医兴废论争的开展，中医期刊的创办迅猛日增”。这种学术气氛也影响到广西，广西人也发行了中医刊物，分别是《桂林医药浅报》《广西梧州区医药研究所汇刊》《复兴医药杂志》《柳江医药月刊》《广西中医学校期刊》《现代中医》6种。这些期刊大多数为广西中医界创办，也有外省籍中医人士在广西创办。期刊连续出版时间均不超过三年。保存完整的有以下几种：

1.《广西区梧州医药研究所汇刊》

《广西区梧州医药研究所汇刊》创刊于1935年6月15日，由广西梧州区医药研究所编辑出版，半年1期，截至1937年7月共出版5期。创刊号中有时任梧州地区各界政要和名望甚高的中医许瑞芝等人的题词。创刊号卷首刊登了所长廖寿銮、教导主任陆钧衡的照片，以及研究所全体教职员工、早期学员的合影。

《汇刊》创刊号中分“专载”“言论”“医药新闻”“公开讲座”“学术研究”“医案类”“选载”等7大栏目。“专载”“言论”中首先刊登中医界提倡发扬中医的致辞，以及广西省府提倡中医的经过。此刊还刊登了梧州区医药研究所的组织章程、招生启事等。而后即为师生的论作。从第二期开始，刊物版面重新分类整理。全刊除“言论”“专载”“所务记要”外，只分“医学研究”“方剂研究”“药物研究”“验案”“专著”几大类。“医学研究”栏目中不再细分各科。全册刊登学术论文103篇。第三、四、五期《汇刊》基本沿用了第二期的格式，每册杂志都发表学术论文100篇左右。

2. 《复兴医药杂志》

《复兴医药杂志》创刊于1941年4月1日，月刊，全国发行。每年逢2、10月休刊，截至1943年3月共发行杂志3卷22期。主编为张子英，发行人缪允中，由桂林青年书店印刷出版，杂志封底刊登了：“社址为广西柳州潭中路五十一号。”杂志创刊号中详细记录了与该刊有邮寄联系的各地著名人士，如施今墨、时逸人、刘仲迈、汪康白、沈仲生、张忍庵、著志仁、张治河、王慎轩等，可见此杂志与中医界有名望之人士有一定联系。

刊物体例按当时国内大部分中医刊物的模式，分“言论”“学术研究”“专著”等专栏将文章分类发表。“言论”栏中登载的多为呼吁复兴中医，振兴国医国药的文章及当时国家实行的中医政策，“学术研究”“专著”中则重点刊登学术文章，其中涵盖中医经典理论和临床各科。此刊物登载了大量汇通中西医的文章，如刘遗文《脑膜炎就是痉病》、郑邦达《肝癌症的治疗研究》、张子英《肺结核之早期发现与疗养》、任应秋《传染病学》、孔伯毅《腺体之研究》等。即使文章介绍的治则治法为中医，但病名和诊断标准都采用了西医方式，例如蔡松岩于1941年4月1日杂志创刊号第9页中发表的《鼠疫之国药治疗法》一文中，介绍鼠疫的诊断标准为“高热、淋巴结肿大，剧烈疼痛，咳嗽、胸痛、腹泻，见剧痛红色疹，后逐渐隆起形成血性水疱”等，治鼠疫验方则采用“鲜生地、鲜竹叶、桃岩、鲜大青、青连翘、赤芍、金银花、生葛根、当归、藏红花、真川朴、甘草，此方连服三四日”。3卷杂志中，中西汇通的文章占2/3以上。可见此刊物在提倡中西医汇通方面用意非常。而且杂志除刊登时逸人等大量外省籍中医药名家的论著外，也有为数众多广西籍中医药师的文章，由此可见《复兴医药杂志》扩大了广西中医界的视野，加深了广西中医与外省中医的学术交流。

另外，杂志中还开辟有“卫生常识”专栏。面向普通民众介绍了很多医药卫生知识，虽然此类文章在杂志中所占篇幅不多，但内容浅显易懂，有很强的普及性。作为科技杂志，《复兴医药杂志》既重视专业学术知识的沟通，又兼顾到一般民众，承担起普及卫生知识的责任，这在当时来说实为难能可贵。

3.《柳江医药月刊》

《柳江医药月刊》是《复兴医药杂志》的姊妹刊，创刊于1943年11月。由张子英、骆一樵主编，柳江县国医国药研究会发行。此杂志代订处与《复兴医药杂志》同为“柳州市潭中路五十一号”。现存杂志从1943年11月至1944年9月共6期，其中5、6期为合刊。刊内发表的主要为“阐扬固有医粹、研究医药学术、促进中医科学、提倡卫生保健”的各类文章。杂志现存于中国国家图书馆。

4.《广西中医学校期刊》

《广西中医学校期刊》创刊于1946年12月，由广西省立南宁高级中医职业学校编辑出版。杂志每半年发行1期，共出版4期。创刊号无目录，此期杂志用较多的篇幅刊登了该校组织规程、校附属中医院组织规程、学生学则、校图书馆管理规则，以及民国三十五年秋季招生简章和省内招生名额分配表。在“校务概况”一篇中，阐述了该校成立的曲折历史，“教务”篇中陈述了教学方法、教材补充、实习指导、成绩考察、阅读指导、教师进修等详细情况。在学生的训导、军训、劳作方面学校也有规范和严格的要求。学校附属中医院、员生制药生产合作社设立的目的、组成、工作目的等都做了系统的介绍。

《广西中医学校期刊》主要是记录中医学校成立、发展的一个刊物。刊物还为提高教学水平，激发学生的研究意识，展示教学成果提供了一个平台。杂志从第二期起规范了刊物的栏目分类，分为言论、学术研讨、内科、伤科、药物研究、验案、杂录、校务摘要等多个部分。4册期刊共发表学术论文64篇，其中教师所发文章占1/3，学生习作占2/3。

5.《现代中医》

《现代中医》创刊于1947年4月15日，由邕宁县中医师公会编辑出版。杂志共发行6期，其中4、5、6期为合刊。刊物主任委员兼总编为王康才，委员有黄道存、张本、周基邦、梁伯渠等13人。杂志每期刊登文章10余篇，刊登文章中有积极倡导振兴中医、自励自强的言论，多数为广西各地中医师的论文以研讨学术，其内容涉及中医各科。杂志还开辟有医药信息和会务报告专栏，及时报道全国各地和区内各县中医的发展状况，为医家提供了一个及时了解中医学术资讯的平台。

总之，以上杂志虽然都没有提出明确的创办宗旨，但都具有以下两个特点：

第一，维护中医权益。每种杂志都在刊首刊登中医界知名人士提倡发扬中医的致辞，以及《国医衰落原因与今后认识》《阴阳五行非医学之代名词辨》《发扬国医的我见》《学医戒偏执论》《国医农村》《考选国医与取缔中药》等各种针对当时政界压制中医而提出的反驳文章；多数杂志开辟有"医药新闻"专栏，专栏实时刊登有当时国家颁布执行的中医政策和各地提倡重视中医、发扬中医的言论，以此鼓励广西的中医界人士和学习中医者。这些文章对加强中医人士内部团结，振奋人心起到强有力的作用。

第二，弘扬中医学术，融会中西。每种刊物都设有"讲座""学术研究""医案类""选载"等栏目，刊载整理研究传统中医学术内容和临床验案，篇幅较多，论文数量大，是各刊的主要部分。文章包括阐述中医基础理论和总结临床各科诊治经验，内容非常丰富。"学术研究"包含"医经""内科""外科""针灸""妇科""儿科""痘科""药物""验案"等多类发表各地中医及研究所、中医学校学员的论文。刊登的文章既有中医辨证论治，又有中西汇通，内容丰富，学术性强。

由此可见，这些杂志都在呼吁振兴中医、阐发中医学理论、融会中西医药，发挥了维护中医药学、倡导中医药学科学化的作用，为弘扬中医做出了尽可能的努力。

中医教育的创建与机构的设置

广西的中医教育自古以来一直延续着师带徒的传统医学教育模式，直至近代，师带徒、家传仍是中医教育的主要方法。但随着文化的交流，这种情况有所改变。由于近代中西医论争愈演愈烈，逐渐演变成对中医的歧视和压制。中医的科学性、中医存在的必要性，都受到当时政府的否定。从 1913 年 1 月北洋政府教育部公布的《大学规程》设置中完全没有中医药学方向的规定起，到 1929 年 2 月震惊中医界的“废止中医案”，全国中医界就开始为中医的生存和发展做着艰苦卓绝的努力。中医人士向政府请愿，对“废医案”进行抗议，提出将中医纳入学校系统，要求统一中医教材等，这一系列努力对祖国医学得以保存起到了积极作用。从京、沪、粤，到浙、苏、皖等文化发达的城市和省份开始出现了中医社团，这些组织都将中医教育列入自己业务范围之内。全国各地的中医开始兴办中医教育，积极探索中医教育之路。这种学堂式的中医教育通过社团的联系逐渐传入广西，广西的中医界人士在反对“废医案”方面做出积极回应的同时，也开始兴办自己的中医教育。其有能力的个人对广西中医教育事业也做出了不可忽视的贡献。

私人与团体办学

1. 私人办学

私人办学中最具代表性的是针灸医师罗兆琚。罗兆琚从 1924 年起专研针灸。

1935 年夏曾受聘于江苏无锡中国针灸学研究社和针灸讲习所，任该社研究股主任兼编辑股副主任、讲习所讲师兼训育处主任、针灸杂志社编辑等职。1937 年因抗日战争爆发，罗氏避乱返乡，此后一直在广西各地行医治病，著书立说，培养后学。罗氏先后在桂林、柳州、鹿寨、德胜（广西河池地区）等地开班教学，共办了 10 多个班，学员 200 多人，为广西培养了大量中医人才。

1919 年玉林中医李庆甫在樟木圩成立医药研究所，招生 20 人授以医学知识，这是目前资料可见广西近代最早的医学教育社。

1933 年陈伯勤、梁韵平在玉林成立玉林兴业县医学研究社，于 1933 年、1938 年两次招生开班授课。共培养学员 100 人，所授课程分中医内外二科。1933 年曾聘中央国医馆园运系主任彭子益教授兼课。

1935 年，在老中医刘克复的倡议和黄柳曾的主持下，成立了容县国医讲习所。一共办四届，每届学生 40~50 人，培养了有中等医学水平的中医 160 多人。这些毕业生，除在容县医院及县内各圩镇任医务所长外，不少人被安排到桂西少数民族地区的田东、百色、忻城等十多个县城、镇任医务所长。国医讲习所办至第四届后，拟把三年制改为四年制，继续办下去，不幸因刘克复医师病故和其他原因停办。

2. 社团办学

民国时期，广西省除各地医学讲习所和官办中医教育以外，一些社团也自行组织函授学员班，对民众施行中医教育。1942 年 5 月，柳州复兴医药杂志社除开办中医杂志外，还呈请中央国医馆，呈教育部备案，在柳州设函授学员班。“凡有志研究国医者，可加入为学员”。函授班主要课程为：生理、病理、诊断、脉学、药物、妇科、儿科等七大类。至 1943 年 1 月，函授学员班招收学生达 100 余人。

政府教育的创建

1. 广西省政府提倡

1926 年秋，新桂系统治广西后，广西政局相对稳定。国民政府开始考虑建立一些职业学校。1932 年 2 月 12 日，广西省公安局局长周炳南在国民政府内政会议上提议《拟请开办国医学校并验制国药案》，提案曰："办法：①征聘学识丰富经验裕余之本国医师，共同编定系统之国学讲义；②于首都地方开办国医专门学校，造就科学化之国医人才。……" 1933 年 4 月 1 日，广西省政府委员会第二十五次特别会议上，民政厅长雷殷提出"将全省各县分为三大卫生区，以重人民卫生"一案，经过省政府审议通过。议案中除了将广西全省划分成三个大的卫生管理范围区，在各区内设省立公医院，完备设备设置外，另外还重点提出了"在上各医院附设中西医学校，分别养成中西医人才及看护人才""梧州医院附设制药所分别制造整理中西药剂"。经此次广西省政府提倡国医之后，南宁、梧州、桂林三所以中医教学为主的医药研究所应运而生。

2. 医药研究所教育

1934 年 3 月，"广西省立南宁区医药研究所"成立。中央国医馆理事、名医刘惠宁被任命为首任所长。同年秋，梧州市也成立了"广西省立梧州区医药研究所"，任命中央国医馆第二届候补理事廖寿銮为所长。这些机构名为"研究所"，实际上是职业学校，并开始招收学员。最初，两个研究所先后招收学生两个班，后经扩充，南宁区增加为四个班，梧州区增加为三个班，每班 50～60 人。训练期限定为三年。其课程表中，中医、西医的重要学科均备有；原则上规定，在总课时中，中医占三分之二，西医占三分之一。1936 年冬，桂林区医药研究所成立，由毕业于广东省中医药专门学校的韦来庠任所长，学制与邕、梧两所相同。1934—1941 年秋，三个医药研究所先后毕业学生 420 名。其中，南宁医药研究所别科 2 个班、本科 4 个班，共 225 人；梧州医药研究所别科 1 个班、本科 4 个班，共 173 人；桂林医药研究所 1 个班，共 22 人。

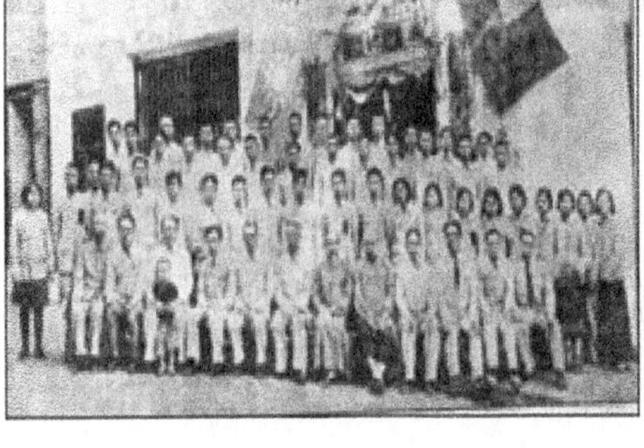

1935 年该所成立一周年梧州区医研所职员合影照片。广西省立梧州区医药研究所民国二十三年（1934 年）7 月成立，首任所长为廖寿銮

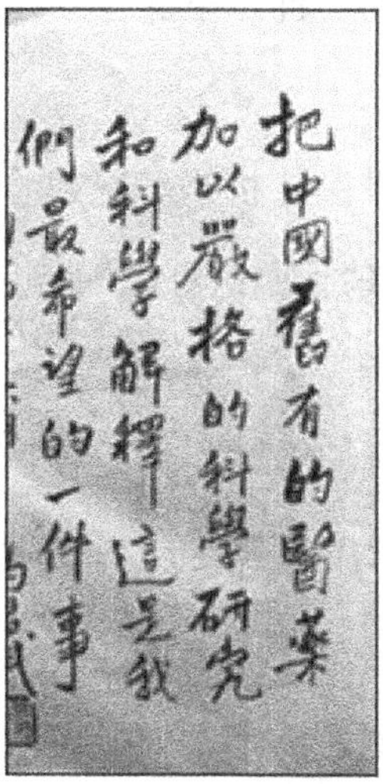

马君武（曾任广西省长、广西大学校长）为梧州区医药研究所题词

1934年，广西省府开始对中医教育制定一些规范。同年11月，广西省府为了统一桂林、南宁、梧州医药研究所编列课程的标准，使各医药研究所中医的讲授有章可循，特地向三个医药研究所致电以“检发中央国医馆整理国药学术标准大纲草案”。草案采取分科大纲，将学科定为基础学科与应用学科。基础学科中规定要学习解剖生理学、病理学等西医学内容，诊断学中除要学习中医四诊外，还要掌握西医之器械检查内容。

应用学科为内外妇儿等临床各科，其中大部分为中医学内容，但各科都强调采用现代医学的形式，每一病都按“原因、症状、诊断、治疗、处方、杂录”等顺序，逐一讲述。草案对外科学除了按旧法分总论、分论讲解外，尤其指出“须参加种种消毒手续以策完全”。草案对其余临床各科，要求除中医理论外，都强调“与近世之解剖生理学互相参照”，在骨科学中则增添了西医手术学，并明确指出“正骨科学，总论中对于解剖生理学之参照，手术之通例，方技之调制，器械之选择，宜详加注意焉”。

1934年12月13日，广西省府发布“南宁区医研所规定该所学级，应与高级职业学校同等”的文件，指出：“呈悉据请，规定该所学级等情，查该所简章第九条学员资格及第十条修业年限，均与高级职业学校规程相合，该所学级应与高级职业学校同等。仰即知照此令。”1935年4月27日，省府发布了“梧州医研所让知该所学级应与高级职业学校同等由”的文件。至此，广西这几所医研所在社会上更明确了其教育地位。

研究所的学生毕业后，大部分在县乡医疗机构行医或自设医务所开业，1935年12月，广西省府还“电知各县医院等请委中医办法”，通知“全省境内各省立医院，省立医院筹备处，各地医药研究所等：省立南宁区医药研究所……之本所别科毕业学员，除十人奉政府派前往各县服务外，其余各员均无工作。理合造具该员等一览表，随文呈请，转各县就地录用为公便计”。1938年5月18日，省府继续规定了各区医研所毕业学员的服务办法及其工作之津贴数目。保证了医研所学员工作之后，其服务期间“受县津贴者定为三年，完全自费者定为二年。在服务期内每月支生活费最低为国币二十元，均由服务机关支给”。由此可见广西省府除了设置医学教育，还为其毕业生提供就业机会。

1941年秋，广西省政府“为集中人力物力以谋改进”，令南宁、梧州、桂林三个医药研究所合并，校址设在南宁，改称“广西省立医药研究所”，韦来庠任所长。1941年至1945年9月，该所培养学生3个班，共有65人。

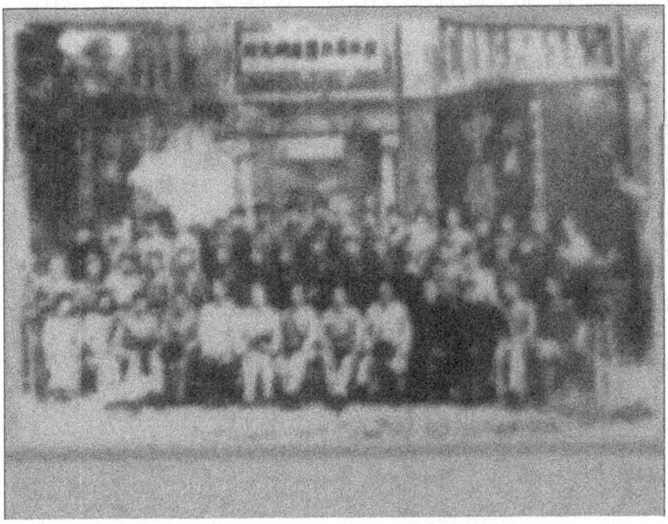

广西省立医药研究所及其附属中医院（1941年）

邕、梧、桂三个医药研究所成立之后，在1934—1936年曾隶属于广西民政厅，办学经费由省卫生教育拨给，学生一律自费。1936年秋，三所改属省教育厅直接管辖，经费也改由职业教育费拨发，较前稍有增加，学生仍属自费入学。1941年秋三所合并后，仍隶属省教育厅，经费仍由职业教育费开支。1941、1942两年，学生仍自费入学。1943年春，省令核准拨给公粮，各教职员除照支薪俸外，另补助大米每月120斤，学生每月限发大米42斤12两。此项规定，一直延续到1945年9月改校。

广西省府办的这三个研究所及后来合并的广西省立医药研究所，虽然得到省政府的扶持，但财政始终拮据。加上国难当头，日寇侵犯，师生未能安静读书。1938年秋日军攻陷广州后，桂林区医药研究所在所长韦来庠的带领下，迁到三江县城古宜镇；梧州区所被迁到岑溪海禄，1944年南宁第二次沦陷，已经合并后的广西省立医药研究所由南宁迁到田阳县。各所在时局动荡、经费不足的情况下，还坚持办学，实属难能可贵，这也为后来创办中医专门学校奠定了基础。

3. 中医学校教育

1945年9月，广西省立南宁高级中医职业学校在广西省立医药研究所的基础上，正式成立。原所长韦来庠被省政府任命为校长兼附属中医医院院长。高级中医职业学校成立后，以“采用科学方法研究中国医学，改善疗病及制药方法，养成适应地方需要之医药人才”为办学宗旨。学生入学，需通过考试。1947年秋季招生简章规定：凡在公立或已立案之私立初级中学或国民中学毕业，领有毕业证书或证明书，年龄在二十岁以上三十岁以下，身体健康、品行端正者，准予投考。考试科目有国文、生理卫生、理化、史地等，并进行体格检查。该年招生简章还制订了招生名额分配表，面向山区，实行定向招生。学生入学后学习三年，实习一年，期满考试合格准予毕业，并呈报广西省政府分派全省各医疗机关服务。

南宁高级中医职业学校根据办学宗旨而制订的《课程编辑述要》指出：“本校课程，中西医药学科均备。”为适应“县极端农村需要之医药人才”，训练要切实际应用、且能自给自足为主。学校采用的教材，一部分是著名书局出版的原本外，其余各科讲义系由教师以原来研究所历年援用的广东中医药专门学校的讲义为范本，分别编辑，加以整理补充。所开设的课程有：国文、中国医学史、西洋医学史、胎生学、组织学、中华医学基本知识、针灸学、中药学、西药学、解剖学、生理学、外科学、伤科学、诊断学、中医诊断学、卫生学、药物化学、细菌学、病理学、温病学、伤寒病学、杂病学、疮科学、皮肤花柳病学、内科学、制药学、方剂学、耳鼻喉科学、中医眼科学、眼科学、中医妇科学、妇科学、小儿科学、中医儿科学、痘疹症治、法医学、药用植物栽培法、采药学、药用标本采制法等39门。

为保证学生能完成学习任务，学校制订了十分严格的“学则”，规定学生必须完成所有规定课程的学习，“考试成绩及平时成绩均在60分以上者始准毕业”。平时上课迟到或早退超过5分钟者即做缺课论；“中途退席虽得教师许可但超过5分钟亦作缺课论”；学生缺课每学期内满上课时数五分之二者，不得参加学期考试。学期成绩不及格者勒令补考，补考不及格者勒令退学。

南宁高级中医职业学校直接隶属于广西省政府，经费由省财政拨发，校长由省政府直接任命，统管全校事务。校长下设教导、军训、事务三处，各设主任1名，分管各处，全校教职员共24名。学生有自治会、学术研讨委员等组织，并创办《中医学校期刊》，共出版了四期。南宁高级中医职业学校是广西以学校命名的第一所公立中医教育机构。它从1945年9月创建后，虽然只办了4年，但跟其前身广西省立医药研究所相比，在各方面都更为正规化，是广西现代中医教育史上的一大进步。

总而言之，广西中医教育虽然起步较晚，但后期发展比较完善，这对近代广西中医力量的培养、广西近代的卫生保健工作的开展，乃至新中国成立后广西中医力量的保留和传承，都起到了推助促进的作用，故在广西近代中医教育发展史上，留下了其浓墨重彩的一笔。

首先，广西公立的中医人才培养机构从1934—1945年培养的中医人才就有485人（另据南宁市卫生局1996年出《南宁市卫生志》第437页记载，民国二十三至三十三年共有毕业生495名）。这几所医研所除了要完成培养中医人才的任务以外，还担负了当时广西省内卫生防疫工作，民国二十四年（1935年）5月起，广西省府就指令南宁医药研究所派遣该处种痘传习班学生前往南宁区各县办理种痘事宜，此后，广西省内三所医研所就承担有治疗麻疹、痢疾、黄热病、疟疾等疫病的防治任务。部分医研所毕业的学员被派往广西西北地区执行医务。

其次，新中国成立后广西组建的广西中医学校、广西各地医院、医政部门的中医力量，都有源于新中国成立前这些中医教育机构培养出来的学员。他们中的很多人成为新中国成立后的广西中医事业的中坚力量。如江一萍，1947 年毕业于南宁高等中医职业学校，后任广西省中医学校、广西省中医专科学校教务处主任；梁申，1933 年考入兴业县公立医学研究所学习中医，后任广西省中医专科学校讲师、广西中医学院教授；苏少云，于 1943 年就读于南宁高等中医学校 5 年制中医专业，1956 年加入广西省立中医院任医师，1965 年调入广西中医学院执教；何福慧，1948 年毕业于南宁高级中医职业学校，后任广西右江民族医学院中医教研室主任兼附属医院中医科主任，等等。广西省中医学校，也因为有了他们做基础，才得以在新中国成立后不到 10 年的时间里重新组织力量进行中医教育。

另外，新中国成立前的广西公立中医学校培养的许多学生，在新中国成立后分别在广西各地工作；而罗兆琚对广西针灸人才的培养成绩显赫，直到 20 世纪 70 年代，柳州市几家主要医院的针灸科骨干仍是罗氏弟子。这些人都为后来广西中医的建设，奉献了毕生心血。

医疗机构的创建

自古以来，中医师在我国行医的方式大多以坐堂、医寓、走方为主，专职的公立医疗机构为民服务很少有，广西也如此。

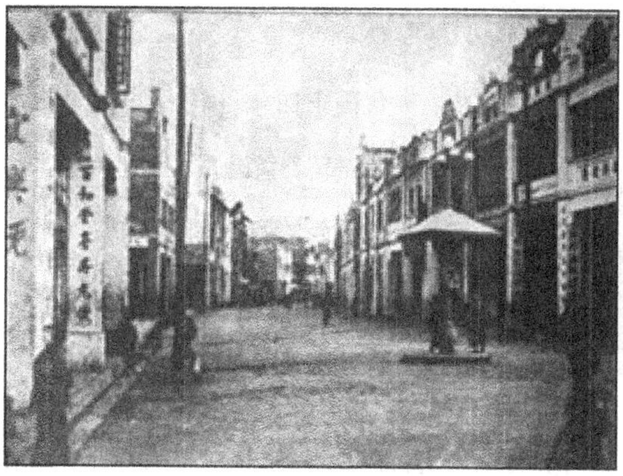

南宁市德鄰街照片：20 世纪 30 年代广西南宁德鄰街（今解放路）上的药店百和堂。坐堂诊病是中医传统的行医方式之一

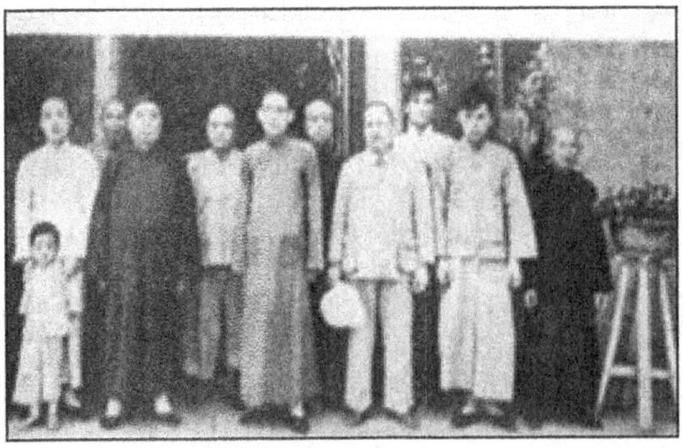

光绪二十一年（1895年）福生医院建立于南宁市西门外上廓街（今人民路）。图为20世纪30年代南宁市福生医院（中医）职员照片

在西医传入广西以前，广西仅有几个药局为民办理赠医赠药事宜。清末省会开始设立卫生科。同治元年（1862年），美国南方基督教浸信会（美南浸信会）牧师兼医生纪好弼到梧州设讲堂传教行医，光绪九年（1883年）纪好弼在梧州竹椅街开设西医诊疗所（西医医院），是广西首家西医医院；至光绪二十九年（1903年）该会又在梧州创办思达医院。光绪十二年（1886年），基督教圣公会美国传教士兼医生柯达夫妇，在北海建立西医院——普仁医院。民国十四年（1925年），广西建立第一所公立医院——省立梧州医院。医院这种集中诊疗的机构影响了当地的行医方式，广西逐渐成立了为数不多的几个以医院为形式的中医诊疗机构。

1. 普济留医院

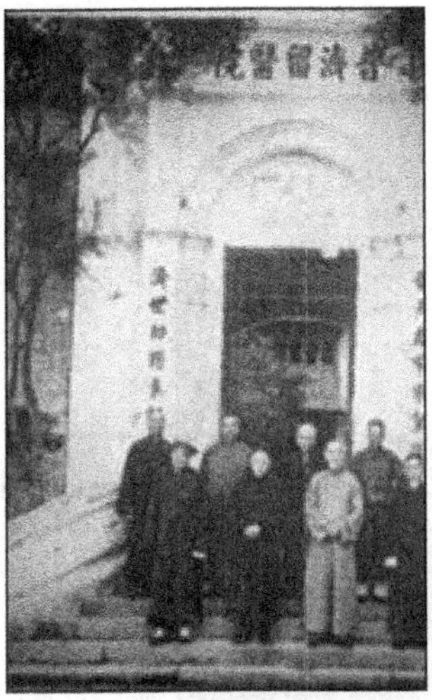

民国十四年（1925年）秋普济留医院建成，地址在南宁市西竺庵。该院有常驻中医1人，义务中医10人。图为普济留医院员工合影

1924年，宋叔庠、黄樨门、陈庆秋等地方商绅在西竺庵（今南宁市粮食局院

内）筹建了普济留医院。该院在 1925 年秋建成，耗资 1.46 万多元（国币）。设有诊室与留医室，有常驻中医 1 人，义务中医 10 人，中医中药、小病房 10 间，病床约 20 张。因当时西医生奇缺，故以中医诊疗为主。

2. 岐黄医院

约于 1934 年，清末桂林医家黄周自行筹建了岐黄医院，地址位于桂林市榕荫路与三多路交叉路口东南角，医院规模为一栋二层三进的楼房。一楼设置为门诊、药房、煎药处、制药车间；二楼设为病房，所有房间多达 30 余间。黄周任主治医师，治疗手段主要为中医中药，医院还聘请有西医医生，用西药治疗外伤和感染性疾病等。医院按西医的组成方式，医院内设医生、护理人员、药工等，所有工作人员穿白大衣工作服。对病人不分贫富，均一律平等对待，细心诊治。遇到贫苦百姓，还减免诊治费用。老百姓对此感激不尽，前来求诊的络绎不绝。抗战初期，黄周主动提出每天给 10 位抗日负伤将士免费医治。日军侵略加剧后，国内难民和伤兵由东向西大量撤往桂林。1939 年 3 月，形势进一步紧张，伤兵有增无减，医院除住院部外其他地方都挤满人，严重妨碍工作人员治疗。黄周根据这一情况，又决定再捐献医院 5 个病房给前线伤兵住院治疗。1939 年 7 月桂林遭到日本侵略军轰炸，岐黄医院被毁于战火。

3. 广西省立医药研究所附属中医院

广西省立医药研究所附属中医院创建于 1941 年冬，建院目的是“供学生临床实习，俾学理与事实参照，养成其医学之切实知识与技能，扫除尚空谈之弊，以求得真实确切的进步”。医院院长由学校校长韦来庠兼任，下设医务、事务、病室三处。医务分内、外科，各设中医 1 名，助理医师 1 名；南宁第二次沦陷时医院被日军炸毁。抗战胜利后，在南宁中山路重建。重建时设留医病床 22 张，分内、外、妇、儿、针灸各科，备有常用中药 300 余种，且大部分改变为便于临床服用的流浸膏及丸、散等剂型。

总而言之，近代广西出现的这些为数不多的中医医院，改变了自古以来坐堂走方的行医方式，使中医行医工作集中、固定，更能为百姓提供系统、连续、稳定的医疗服务。

医政管理的改进

1. 太平天国时期

太平天国农民政权非常重视军民健康工作与保障，广招民间医生，设置了一整套的医疗机构，实行过一系列的进步卫生措施。

太平天国前期的医疗机构，大致可分朝内、军中和居民三个系统，其医官员额和品级等差略如下表：

爵衔等级	朝内系统	军中系统	居民系统
补天候	殿前国医 1 人		
恩赏丞相	天朝督内医 1 人		
恩赏检点	督医将军 1 人		
职同指挥	天朝督内医 4 人		
	天朝掌医 4 人		
职同将军	朝内拯危急 1 人		
	内医 4 人		
职同总制	内医 7 人	各军内医 4 人	
	掌医 25 人		
职同监军	内医 7 人	每军内医 1 人	掌医 1 人
		拯危急 1 人	
		功臣 1 人	
职同军帅	朝内诊脉医生 9 人	各军内医 14 人	各街道医生 60 人

注：掌医即壮医，本义是壮族掌医，又兼有掌药名义。

清咸丰四年（1854 年），太平军招聘民间良医，当时著名医家宋耕棠、哈文台、王震田等应聘。安排职同军帅的医生到各街道为居民治病，组织人力采集药材，设总药库，统一调配药物。天京居民，无论妇女儿童、老弱病残，一律实行军事编制，按不同标准供给田粮，生病所需医药由公家负担。各街道医生馆社为施诊门诊部，还为居民免费施种牛痘预防天花。

在军事上，太平军曾设立“能人馆”收养伤员。总理朝政的干王洪仁玕，通晓中西医理，主张学习西方的政治制度和科学技术。在医疗卫生方面提倡“兴医院以济疾苦”，建议将庙宇寺观的资产移做兴办医院的基金，提倡建立跛盲聋哑医院。对医师挑选“必考取数场然后聘用”，以防庸医误人。洪仁玕创立了专为高级官员服务的中西合璧的近代化医院，在医学科学研究方面，还成立研究医学会，定期开展学术讨论，交流经验。广西籍中医李俊良、黄益云、何潮元、黄维悦等，抵达天京后，每月朔望必齐集医馆，研究学术。太平军还十分讲究日常卫生，规定营盘要打扫清洁，不得随地小便。天京城内设“老民残废馆”数十处，不论大小村庄均设乡兵，日间管理各户洒扫以防秽毒与传染病。太平天国严禁星象迷信活动，禁用符水治病。对吸毒、酗酒等危害健康的行为也加以禁止。还禁妇女缠足、禁娼妓、禁溺婴等。许多禁令“先禁为官者，渐次禁在下”。

自 1851 年 1 月 11 日洪秀全在金田起义，到 1853 年 3 月 19 日攻克南京，改名天京，定为都城，前后仅历时 3 年。此后太平军开始进行北伐和西征，先后控制了中原大部分地区。太平天国的医政设置，是在农民起义的过程中逐步完备的。太平天国的医疗卫生行政功绩已为众所公认，医史教科书和陈邦贤《中国医学史》（修订本）都特辟专节论述，并予以肯定其历史地位。

2. 清末时期

清代的医事制度不甚完善，但政府也出台了相关规则。清代，广西省沿袭明制，据载，“各府州县设有医学官员，以管理地方医学教育事宜。清末省会设有卫生科，但无一定的配置制度。光绪十六年（1890 年）北海设太和药局，办理赠医赠药等事宜。药局有督理 4 人，公举总理 4 人，聘医师驻局。宣统初年，龙津县成立医药局，雒容县办惠生堂为贫寒者疗病赠药”。

清末，广西地方政府对本省中医也无系统的管理制度，虽然沿袭清政府旧制，但在具体工作的实施上并无太多作为。宣统元年至宣统三年（1908—1911），广西卫生工作的重点多在禁烟、种痘、防治鼠疫等基本卫生项目上。据 1908—1911 年的《广西官报》记载的广西省关于禁烟的公文只有寥寥数条，其中有“宣统元年秋季广西禁烟时政提要清单”规定：“自宣统元年六月至十二月底，实行禁种，净尽既此后永远一律不许私种烟土，并由地方官切实查禁饬令改种粮食及各项有益植物，按季出具印结，送候核咨。”此外，制定了禁开烟馆、禁制售烟具、调查吸烟人数、开设戒烟会等措施防治毒品祸害民众。

宣统元年，广西政府对医士的行医资格开始有所关注。据载，广西巡警卫生科医学股员柏翰提议："今拟将桂林省垣各医士，其有悬壶世上，志愿业医者，就其所习某科，一律甄别其某科程度，试验合格者，即给予某科证。不合格者，立饬改业，勿令自误误人。其未经与考给有证券之医士，不准与人诊疾。"并指出："上年六月，调任两江总督部堂端，在金陵亦尝以此淘汰医士，今师其意以为推广卫生之基础，于医学医务，实两有裨益。"这是广西地方政府吸收了外省先进管理理念，首次对医生行医资格的审定有了官方审理意向。

宣统三年八月十七日民政类议案中，广西抚院审批了"杨焕章等禀请饬巡警道召集医生入医药局堂研究缘由文"。该议案提出："禀悉中国医学发明最早，历久渐失其传。近来交通便利之处，均赖西医以济其穷。若边僻之区，良医尤为难得。事关生命，竟委诸庸医之手或听诸巫卜，良可浩难。该职绅等欲招医入堂研究，其意可嘉。"而医学这种专门学科，"必确有师承，非可执陈编以索解；探源立论，非延聘专门设堂授课不为攻。空言研究，聚程度不甚相远之人于一堂，殊属无益。"并指出因本省财力有限，能否举办专门的中医学堂，仍须详细筹划；"查巡警道衙门本应检定医生，始准营业。现值归并善堂之始，应即遴选医官，切实整顿并实行检定各医生，无许自由行业，此项医官，关系重要，宜加意延访不得滥行委用，仰巡警道遵照办理。"由此可见，此时的广西医政，对中医师的行医资格也有了进一步关注，可惜未见实际举措。

3. 民国时期

民国初期，广西卫生事业始由公安局办理，广西省政府成立后由民政厅管理全省卫生行政事务。民国二十二年（1933 年）开始，省以下设卫生区，各卫生区设省立医院和卫生事务所，县设卫生院，指导辖区内的卫生行政事务。民国时期广西政府对中医的管理，基本是在南京政府的政策指令下实行的。但是在具体细则的实施上，广西省府针对本省实际情况，较早对中医实行了执业考试制度，还颁布了适合本省需要的《管理中医暂行条例》，对中医管理采取了一些具体措施。

1）中医考试。清政府对医疗事业的管理仅局限于医官的设置，对医师的行医资格的认定并无具体措施，而中医师的行医资格问题，更得不到重视；广西本地医政管理对此也无所作为。直至1922年3月9日北洋政府内务部公布《管理医师暂行规则》，真正意义上的近代中国执业医师资格认定制度才正式确立。虽然至1929年，南京政府成立后又颁布有《医师暂行条例》，但这两个文件都没有对中医师的行医资格许可做出规定。

据载，早在1926年，梧州市政府成立卫生局，曾举办过梧州中医考试。这是梧州市自行组织的第一次中医考试，翌年又举办了第二届，当时梧州著名中医师许瑞芝被卫生局聘为市中医考试委员会委员。此后梧州许多名中医如谭次仲、钟云樵、刘俊臣、刘光云等，均为此一、二届中医考试中所考选者，先后两届考选者有七八十人。其时国民政府对中医职业考核并没有制订任何章则，梧州市此两届考选，可谓开广西中医职业考试之先河，对广西的中医师资格认证工作做出了探讨性的努力。

1932年8月，广西举行了第一次全省范围的中医考试，张汉符任考试委员。共有33人考试合格，发给中医师执照，准许开业。1933年玉林县老中医牟黻祥、谢仁甫、庞道余三人组织举行了中医考试，投考者有100人左右，试场设县宾馆内。出试题10条，有"少阳不能转枢，寒热相阻于心下则为枢格，食入即吐，当以何方治之?""妇人伤寒发热，经水适来，昼日明之暮则谵语如见鬼状，试言此属何病?治法为何?""试述六经病大纲?小柴胡汤加减有七试述言之"等。考试结果玉林辛仓村人李厚仁、长淇村李乐卿、东成镇肖秘珍、成均陈胜隆、黄春甫等二十人获录取，曾报请县政府核给中医证书为合格中医生，领取执照开业。1933年，在柳州执业且有名望的中医组织考试，应考者60人，有40人各科均合格，准许执行医师业务。1934年，朱子坤（柳江拉堡塘头人）受南宁卫生主管上级朱子彬委托，与张子珍、温应堂（柳州人）任主考，在柳州对柳州县城及农村中医进行考试，当时参加考试并被录取的有黄海波（柳州人）、朱品珍（柳江槎山塘头人）等。另外，1934年1月第8期《广西省政府公报》曾经登载："本府核准苍梧县考试中医章则"，到目前为止尚未发现与此"章则"相应的中医考试，此"章则"体现了当时梧州地区政府对中医执业资格的认定工作的重视与极大关注。在国家没有正式出台中医资格审核文件之前，广西全省范围内进行了一次统一考试，梧州、柳州、玉林三地区各自专门组织了中医考试；此后广西省府虽然没有坚持进行此项工作，但在规范化管理中医行业人员的工作上迈出了重要的一步，在全国范围内也处于领先地位。

2）《广西省管理中医暂行办法》。1936 年 1 月 22 日，南京国民政府出台了第一个《中医条例》，明确规定了“凡年满 25 岁者在举行中医考试以后，或具有资格者，经内政部审查合格给予证书后，得执行中医业务”。条例中规定了获准领取证书中医的学历水平及行医年限为：“（1）曾经中央或省市政府中医考试或甄别合格得有证书者；（2）曾经中央或省市政府发给行医执照者；（3）在中医学校毕业得有证书者；（4）曾执行中医业务 5 年以上者。”凡审查合格的中医欲在某处执行业务，应向该管当地官署呈验证书请求登记。对已经执行行医业务的医事人员，条例规定在未经内政部审查合格前，必须暂停其行医业务。对中医行医人员，则严格要求了其行医的职责。从此 4 条标准来看，广西中医行业想获得中医执业资格实为不易。因为：

其一，“从 1936 年该《中医条例》颁布之日起到此后的八九年时间里，除了少数曾搞过局限于地方性执业中医师资格认定外，全国性类似活动并未进行”，而广西省内中医考试也并不多，只有少数地区举行过中医考试，有记录之全省范围内的中医考试仅 1932 年一次，而获得发布的合格证书或执照的中医生只见 33 人，远远不能满足全省卫生工作的需要。

其二，当时广西省内并无正式名称的中医学校，只有三所医药研究所及少数中医讲习所，对这些地方毕业的学生能否获准领取医师资格，从《中医条例》中无法界定。

其三，“执行中医业务 5 年以上者”可获准中医资格条，也甚不完善。省府实难仅以此一条为中医师的资格做定论。

因此，在南京政府之《中医条例》实行 2 年后，广西省府于 1938 年 3 月 19 日，基于 1936 年南京《中医条例》，另行颁布实施了适用于广西的《广西省管理中医暂行办法》：第一条首先提出：“在本省未举行全省中医考试以前，凡欲于省境内执行中医业务者，均须依照本办法，向省政府请求审查。”第二条：“审查合格者由省政府列表公布，同时发给合格证书，准予执行中医业务。”这说明此时广西省府对全省范围内医疗工作的极大缺陷已开始重视，并对已经从医人员的资格审批进行具体的工作安排。《暂行办法》明确规定其范围，第三条指出：“一、凡在公立或已立案之私立中医学校毕业，得有证书者；二、曾在本省省立各区医药研究所，各县县立医学讲习所、医学研究社毕业得有证书者；三、曾经各市县政府或公安局中医考试或甄别合格得有证书者；四、执行中医业务五年以上，著有声誉，经所在地或居住地之乡（镇）村（街）负责证明者；五、有中医著述，经省政府审查认为足供医学参考之用者。”

这一时期中医师检核能获取资格者，有4个层次。首先：《暂行办法》中将已立案的私立中医学校毕业，得有证书的医者纳入可领取医师执照的范围之内，这表明了广西省府对私立中医学校持首肯态度。其次，第二条除了肯定本省三所医药研究所毕业生的资格，还将各县立医学讲习所、医学研究社毕业得有证书者增添入可获得中医师执业资格的范围内，使得私立中医学校、医学讲习所、医学研究社也取得了与公立医学研究所等同的地位。再次，对已执行中医业务5年以上卓有声誉者，则一定要有居所管理者的正式证明才可获准领取执照。此外，对有“中医著述者”，也增入可获许领取执业资格的行列。虽然《暂行办法》规定其要经“省政府审查认为足供医学参考之用”，但此条款的增设，比1946年3月28日第20次全国中医师检核委员会通过的“关于中医师考试应试资格及考试科目表草案”所规定的“有中医药学术著作，经审查合格者可参加中医师考试”条款早了6年，足可见广西省府对本省中医的扶持态度。

《暂行办法》第四条规定不能领取执照的范围：（1）虏夺公权尚未复权者；（2）禁治产者；（3）心神丧失者；（4）聋哑或双目失明者；（5）因行医犯罪经法院判处徒刑者。对于已获证而后犯罪的医师，要随时撤销其医师证书；如果“（1）条已复权及（2）至（4）款之原因消减时，得呈请再行发给证书”。

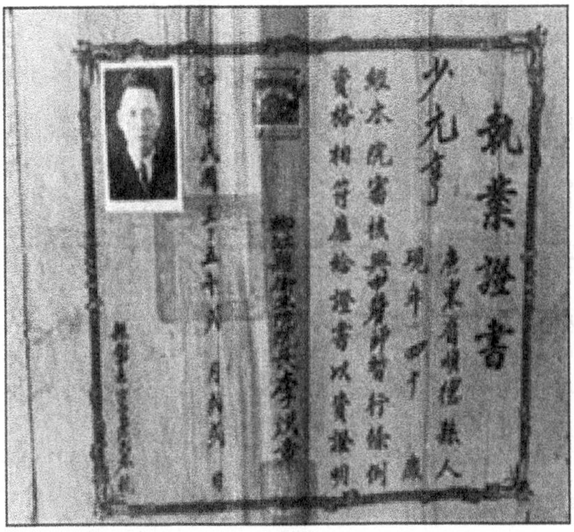

医师证书

《暂行办法》还明确规定中医师的执业行为："中医执行业务时应备治疗簿，记载病人之姓名、年龄、性别、住址、职业及病名、病历、治法、诊查次数等项。并须保存至三年以上以备查考。"《暂行办法》第十三条还规定："中医开给方剂，必备载有：（1）自己姓名、住址、合格证书号数；（2）病人姓名、年龄、性别；（3）脉案（详述病名、症状、脉象、治法）；（4）药名、药量及其用法；（5）盖章或签名及治疗年、月、日"等。对于中医师下死亡诊断、传染病的诊疗、尸检等工作要求，《暂行办法》之规定与南京《中医条例》相同，还增加了"中医检查死体或死产，如认为有犯罪嫌疑时，应立向该管县政府或公安局报告核办"，"中医关于审判上、公安上及预防疾病等事，有接受该管法院、县政府、公安局及其他地方行政机关委托负责协助之义务"两条，增加了中医师的责任范围。

与南京政府发布的《中医条例》相比，广西《暂行办法》大大扩展了可以领取中医资格的人员范围，对中医行业人员更为宽容，为广西中医师的生存和发展提供了相对宽松的社会环境，体现了广西省府对中医执业管理的逐步合理化、规范化的贡献。此《暂行办法》自 1938 年 3 月实施，到 1943 年 9 月 22 日南京政府颁布《医师法》，在广西省内例行 5 年而后才废止。

总而言之，清末时期到新中国成立前的百余年时间里，广西的卫生行政管理经历了从无到有，从简单到规范的过程；管理中医的行政方式也逐渐成熟和规范化，并极具地方特点。正是由于广西地方行政法规对中医的扶持态度，使这一时期的广西境内中医有一个相对宽松的生存环境，从而得以发展。

“八桂”承古风，医学启流派

“八桂”区内的中医学与民族医学，被称为“八桂医学”，代表了“八桂”这片古老而年轻的土地上所发生的一切医学历史与医学实践。其上承远古之遗风，中合汉唐之医粹，下启近代之特色；八桂医学流派始于“八桂针灸流派”，而先后形成“八桂骨伤流派”“八桂妇科流派”“八桂壮医学派”“八桂瑶医学派”。因为壮族是我国少数民族中人口最多的一个民族，也是世界上人口超过 1 000 万的 60 个民族之一，故八桂医学的特点，是包括壮族医药研究，以及其他医学流派发展而形成的地域特点和民族特色，体现了八桂的人文精神和医药优势，并融地域性、民族性、传统性于一体。

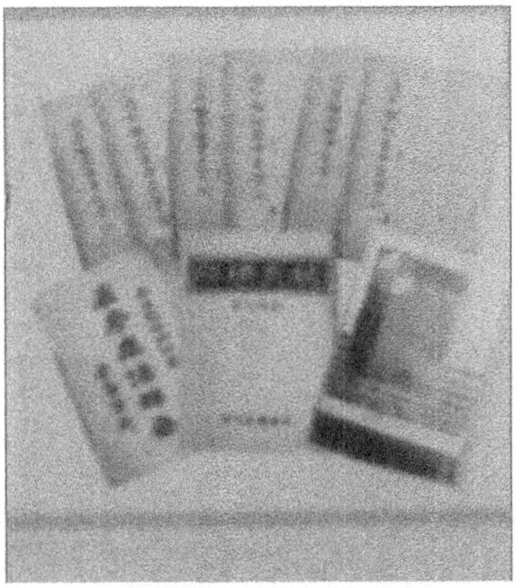

民国时期八桂医学著作

八桂针灸流派

1. 流派创始

“八桂学派”中的“八桂针法”肇兴于清代末期，创始人为光绪年间著名针灸家左盛德。针灸学术本是中医学中极具特色的一支医术，广西历史上很早就开始出现用针刺治病的方法，但很长一段时间广西医家专门以针灸理论应用于临床的非常少；直到20世纪20年代末，广西的针灸学术在中医界中才一枝独秀，在理论研究中体现出创见，而形成“八桂针灸流派”。首先在针灸学推广与传播上贡献最大的是针灸医师罗哲初，罗哲初在左氏针法基础上形成了“八桂针法”，“八桂针法”经罗哲初传播于江南几省，成为国内闻名而颇有影响的医学流派。其后出现的医家有罗兆琚、朱琏、黄荣活、黄鼎坚等。“八桂针灸流派”重视针灸经典学说的研究，擅长针灸子午流注的运用，创立了针灸“穴性”理论并构建了针灸外科体系，倡导缓慢捻针法、推崇浅刺针法等。

左盛德，字修之，桂林人，是张仲景四十六世孙张绍祖的弟子，又授业于四川省永川著名医学家邓宪章，邓氏还传有另一弟子为黄华岳，黄氏创立湖南派针法。这两派虽同一师承，但各自有不同的针具和刺灸方法。左氏传弟子罗哲初不但充实和完善了“八桂针法”，而且兴办针灸教育，招收弟子多人，他们活跃于针坛，现代针灸界的不少专家、学者都曾受这个流派的影响。左盛德于光绪年间将张绍祖家藏第十二稿《伤寒杂病论》十六卷原稿抄本传于罗哲初，故罗氏得其真传，医术高明。20世纪20年代末，罗哲初前往上海等地，传授针术，悬壶济世，其超群拔俗的医术及医名立即传播远扬。罗哲初在上海、南京、宁波、安庆等地先后举办了八期“针灸讲习班”，受教者四百余人，为针灸界培育出了一批有才华的针灸人才。这些人遍布大江南北，形成了一支有影响的针灸流派。

罗兆琚亦是近代广西乃至全国较为盛名的针灸学家和中医教育家；曾在广西桂林、柳州、鹿寨、雒容、金城江等地行医传术。20世纪30年代初，常与著名针灸学家承淡安切磋针灸学术问题。1935年夏，应承淡安的邀请而聘于江苏无锡中国针灸学研究社和针灸讲习所任职、讲学。于《针灸杂志》发表多篇文章，“悉皆精心之作”。罗氏“抱负远大”，深为承淡安钦佩和赏识。1937 年抗战爆发，罗氏返乡继续行医治病，培养后学，共计开办 10 多个针灸学习班，学生达 200 多人，培养了不少针灸骨干。

朱琏（1909—1978），女，字景雩，江苏溧阳人。1927 年考入苏州志华产科学校，1930 年毕业后工作于上海普善医院妇产科。1944 年拜任作田老先生为师，专攻针灸之术；解放初期经她努力，成立了中央人民政府卫生部针灸疗法实验所，并任所长。1955 年中医研究院建立，朱琏任副院长，并兼任针灸研究所（原针灸疗法实验所）首任所长。1960 年调任中共南宁市委常委兼副市长；1961 年在她的主持下，组建了南宁市针灸研究组并兼任组长。1976 年元旦南宁市针灸研究所正式挂牌成立，朱琏兼任所长。1961—1964 年先后在南宁地区和桂林地区举办了 8 期针灸培训班；1965 年和 1971 年还专为广西全区及广西军区分别举办过 2 期针灸提高班；1969—1970 年又先后为驻邕空七军、中南地区空军和航空医生举办过 3 期针灸学习班。1976 年南宁市“7・21 针灸大学”成立，朱琏兼任校长，积极传授其所倡导的针灸医学。朱琏在广西期间亲自执教，培训针灸人才，对针灸疗法在广西的推广、改变广西民间医疗的落后状况起到了重要的推动作用。朱琏著有《新针灸学》一书，为新中国第一部针灸医著，在国内外有较大影响。临床上她提倡无菌操作，首创安全留针法（埋针）和指针，发现了 19 个新的有效穴位。她强调针法与灸法并举，在针刺手法上擅长使用缓慢捻进法：这是针灸治疗的基本手法，也是抑制型手法最常用的，不论毫针长短，也不论是直刺、斜刺还是横刺，进针时都可采用；其手法特点是，可让病人产生一种特殊的皮肤感觉，主要用于一般慢性病和老年体弱的病人。朱氏的这一针刺手法，通过其弟子在实践中不断努力探索而逐渐发展深化，成为桂派针法的特色之一。

黄荣活（1920—），广西桂平人。自幼立志学医，苦研医典，1937 年毕业于广西省立医药研究所（广西中医药大学前身）中医专业，拜广西名医黄啸梅为师。

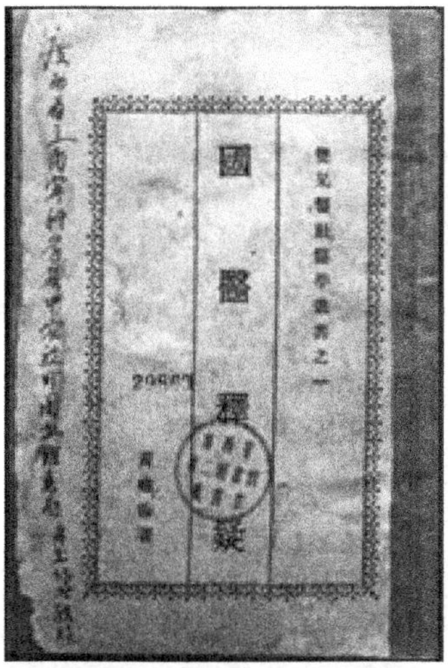

《国医释疑》，桂平黄啸梅著。黄啸梅为清末秀才，家世业医，至其已八代，共著医书 6 种，余为《脉学新义》《国医病理学》《内科什议碎锦》《症治溯源》《内经实用概要》

黄荣活对四大经典颇有研究，临床注重调理脾肾，重视经络辨证；其针灸取穴独具一格，常以循经取穴与局部取穴结合为主（即点线取穴）；还独创“黄荣活针灸配穴八法”，即上下相临法、俞募配穴法、四肢相应法、敏感压痛点配循经穴、同气相求法、表里配穴法、左右相通法、五行俞配穴法。黄氏针灸手法灵活，强调速进速出，即“飞针手法”，其针术精湛，自成一家；从医 70 余年，著有《临床针灸学》《新编成药用法歌诀》《中医临床常见病证手册》《中医外治法奇方妙药》等。

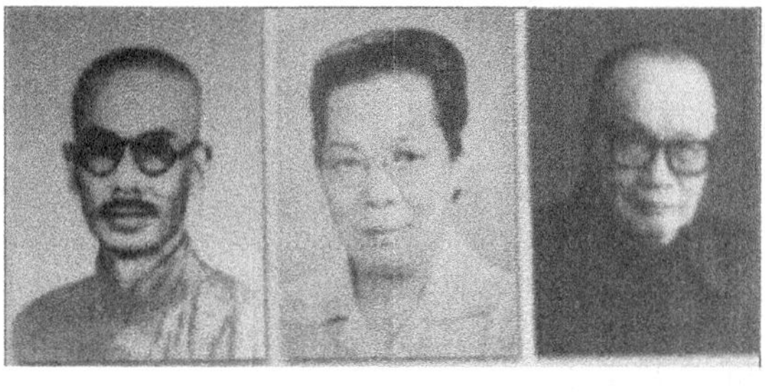

罗兆琚先生　　朱琏先生　　黄荣活教授

2. 代表著作

罗哲初有遗著《针灸发微》《针灸节要发微》，于 1949 年出版；另辑有《脉纬》一书，刊于民国十七年（1928 年），阐述了各经脉及经脉循环度数、轻重为病等理论，论述了三部九候、阴阳脉、四时脉、五脏脉、岁运脉等脉法。

罗兆琚著作较多，现存的罗氏著作和教材有《实用针灸指要》（1933 年）、

《中国针灸学配穴精义》(1935年)、《新著中国针灸外科治疗学》(1936年)、《儿科推拿辑要》等16部，论文20余篇。

李文宪著作有《针灸精粹》(1937年)，以及论文《瘰疬特效灸法》(1933年)、《井荥俞经合—络—经脉起止绘图之原因》(1935年)、《针灸十三鬼穴谈》(1935年)、《治慢性遗传哮喘》(1935年)、《偏头痛》(1935年)等，发表于《针灸杂志》及《广西梧州区医药研究所汇刊》杂志上。

此外，还有朱琏《新针灸学》及黄荣活《临床针灸学》等。

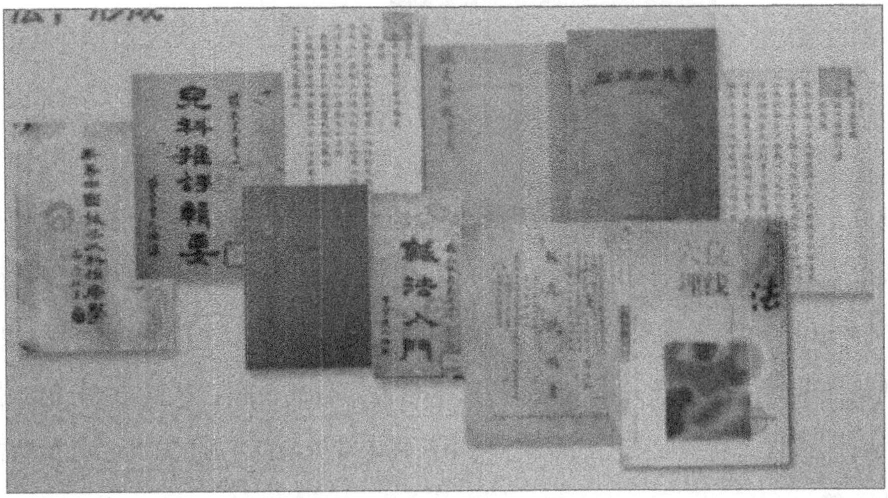

八桂针灸流著作

3. 学术影响

曾任中华全国针灸学会常务理事、天津市第一中心医院中医科主任医师的津沽名医郑静候，曾是罗哲初的门徒；江苏著名针灸学家、针灸教育家承淡安及沪上名医裘沛然，也都深受罗哲初的学术思想影响；裘沛然的叔父裘汝根通晓针灸学，亦为罗哲初的高足弟子。

壮医药学形成

1. 学派形成

在漫长的历史发展过程，壮民族创造了独具特色而丰富多彩的医药文化，它是壮族传统文化中与医药相关的精神文化和物质文化的总和，既受汉文化影响，又有自身的特色，包括文献、医疗实物、药物、神话传说、巫术、口头传统、民俗活动、礼仪节庆、绘画、歌谣、饮食等。“壮医”第一次作为专有名词的提出，见于覃保霖《壮医陶针考》（1958年）一文，其文将壮族民间医疗称作“壮医”；此后“壮医药学”逐渐形成。“壮医”概念的提出，标志着壮医药挖掘与研究的开始及壮医药学派基础的奠定。20世纪80年代初开始，壮医药开始进行系统的发掘整理，覃保霖《壮医学术体系综论》（1985年）一文发表，标志着壮医药学形成，并开始作为一支独立的民族医药学派正式登上历史舞台。其形成的基础有前人的丰富经验、早期的若干壮家医者，诸如覃保霖、班秀文、罗家安、龙玉乾、黄瑾明、黄汉儒等；20世纪90年代，继起有若干研究的学者，研究逐渐深入到学术体系，形成“八桂学派”的一个支派或流派。

2. 代表著作

班秀文撰《壮族通史》“壮族医药”部分，覃保霖有《陶针疗法》（1959年）、《观甲诊病》（1988年）、《中华鲜花叶透穴疗法》（1992年）等。罗家安、龙玉乾等亦有相关著作。

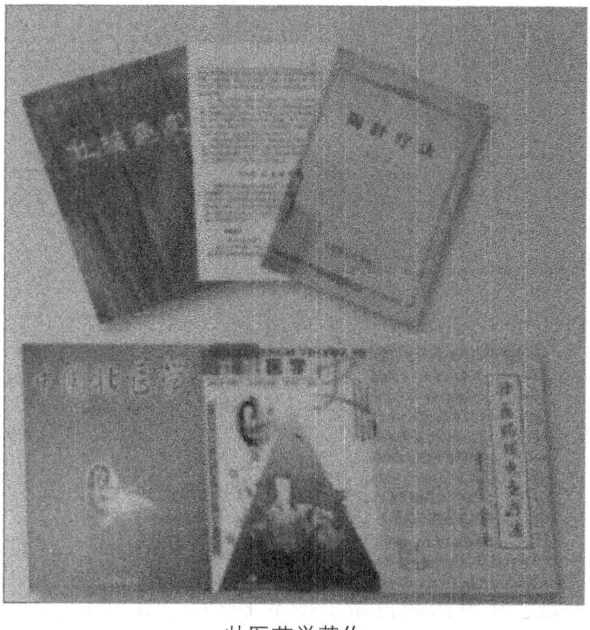

壮医药学著作

3. 学术发展

覃保霖撰《壮医陶针考》（1958年）一文，首先将壮族民间医疗称作“壮医”，此后“壮医”概念确立，标志着壮医药挖掘与研究的开始；同时发表多篇壮医学术论文，他是我国最早研究壮医药的专家之一，在区内外有一定影响。班秀文是广西壮医药学派的重要奠基人。他主持和参与了创建与发展壮医药研究、医疗机构及学术团体的相关工作。1984 年创建壮族医药研究室，任主任，指导我国首家壮医门诊部的筹建和诊疗工作；1985 年广西民族医药研究所成立，任学术顾问；1986 年任广西民族医药协会首任副会长，是现代壮医药事业的奠基者之一，也是壮医药学派的重要奠基人之一。曾先后受聘到广州、安徽、武汉、太原及澳大利亚等地讲学，受到当地医药界的重视和欢迎。教学方面，在我国历史上首次招收壮族医药史硕士研究生，为壮医培养了多名高层次人才。

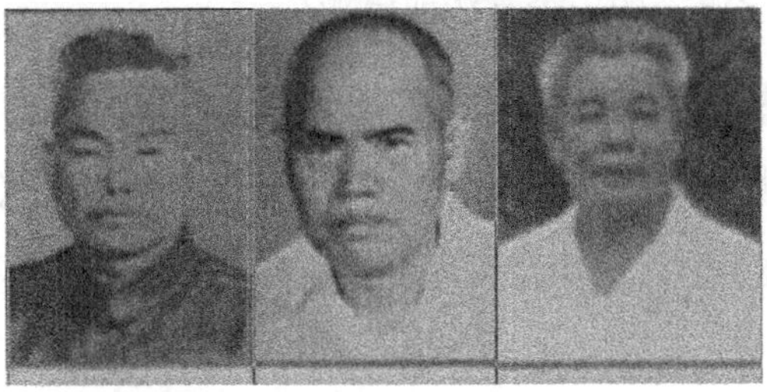

覃保霖教授　　班秀文教授　龙玉乾先生

瑶医药学形成

1. 学派形成

瑶族医生在长期同疾病做斗争中积累了丰富的防病治病和认识药物的经验，形成了独特的对疾病认识和诊病治病的经验。但由于没有本民族的文字，瑶医药经验长期靠口授心传的方式流传，加上地域、文化等各种因素的限制，瑶医药经验非常零散，没有得到系统的总结。新中国成立后，在民族医药政策支持下，得以挖掘整理。1986 年 8 月，广西壮族自治区卫生厅在南宁召开全区少数民族医药古籍普查整理工作会议，开始有计划、有步骤地进行考察和搜集整理，截至 1990 年，已普查 51 个县，共登记壮瑶医药等民族医生 3 654 人，收集民族民间医药验方、秘方 11 000 多条，民族医药古籍手抄本 197 部。20 世纪 80 年代之后，经专业人员李彤、覃迅云等借助中医的医药体系和哲学思想对瑶医药进行专门分析挖掘、整理研究，理论总结，著书立说，逐渐形成了瑶医药学。出版有《观目诊病》

（1993年）、《中国瑶医学》（2001年）、《中国瑶药学》（2002年）、《实用瑶医学》（2005年）、《实用瑶药学》、《瑶医常用药物名录》、《中国现代瑶药学》等著作，瑶医药学的理论体系更趋完善。

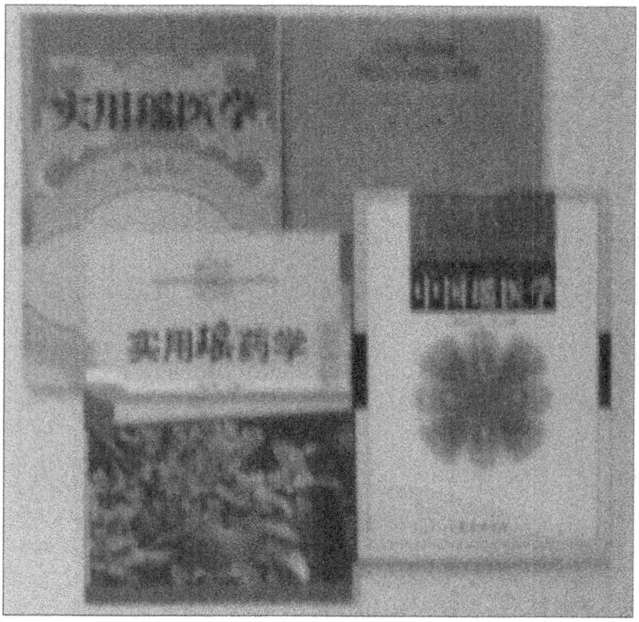

瑶医药学专著

2. 学术体系

瑶医药学术体系要点可以概括为，强调天地人和谐会通的“三元和谐”论，以“三元和谐论”“盈亏平衡论”“气一万化论”“心肾生死论”“鼻关总窍论”“百体相寓论”“证同疾异论”“诸病入脉论”构成生理病理理论。在病因病机上，除一般病因外，还有痧、瘴、蛊、毒、风、痨、虚、瘟疫等特殊病因；在诊法上，强调目诊、甲诊、手诊、头面诊、体相诊、脉诊、手摸诊、试诊等数诊合参；在治疗原则上，既重视因果决定论，也注重平衡与辨证论治，强调“祛因为要”“风亏打盈”“治求专方”“恶病不补”的原则。对病症的认识，瑶医将病症分为痧症、瘴症、中蛊、中毒、中风和痨症六大类；经挖掘整理，共归纳出药浴、梳乳等30多种具有其本民族特色的治疗方法。

3. 瑶药特色

清道光屠英《肇庆府志》载：“瑶族长期以来，依深山以居……以砂仁、芋、楠、漆、皮、藤为利，至地力竭又徙他山。”针对毒虫咬伤、跌打损伤等常发现象，瑶民探寻了多种植物外敷或水洗的治法；并认识了许多可内服外用的解毒治病药物。民国时期庞新民《两广瑶山调查》总结：“瑶山出产，以药材为最多。据古陈方而知所产者，为苡米、黄柏、归身、黄连、玉竹、勾藤、防风、防己、花粉、马胎、党杞、苓香、罗汉果、桂子、桂枝、桂皮（以平林为最多而较好，大概中部所称为安桂者，多系其产品）、八角（产罗运等处）、五倍子、金叉、麻黄、八角莲、七趾莲、独脚、大龙伞、小龙伞、两便汁、一包针、留雕竹（能止蛇毒，虽极毒之青蛇咬伤，亦可诊好云）、桔梗（极多）、双柏、杜仲、草薢、蔚京等类。”此时编修的广西地方志和有关文献，收载了以前未记载或较少记载的广西特产、多产药物，如桑螵蛸、虎骨、斑蝥、老虎耳、血见飞、大小罗伞、宽筋藤、土人参、土归身、土牛膝、土白术、土黄连、绵姜、单藤、吊兰、独脚莲、芙蓉花、走马胎、刀伤草、蓝姜、石兰、牛尾草、五爪龙、三爪龙等。

妇科流派形成

1. 流派形成

八桂妇科流派肇始于民国时期，形成于20世纪50年代之后，以国医大师班秀文教授为代表，认为女性以肝肾为本，以血为用，强调妇科临证以脏腑辨证为依据，治疗从调理脏腑气血着眼，尤以肝肾气血为要，用药精专，喜用花类之品。

2. 学术著作

班秀文著作有《中医基本理论》《班秀文妇科医案选》《妇科奇难病论治》《中医妇科发展简史》《壮族通史 · 壮族医药》等，各级医药杂志发表的论文50多篇，其中《六经辨证在妇科病的临床运用》一文曾被日本东洋学术出版社转载发表，《调经补肝肾在妇科病的运用》和《壮族医药特点》两篇论文于1988年获广西壮族自治区科协优秀论文奖。

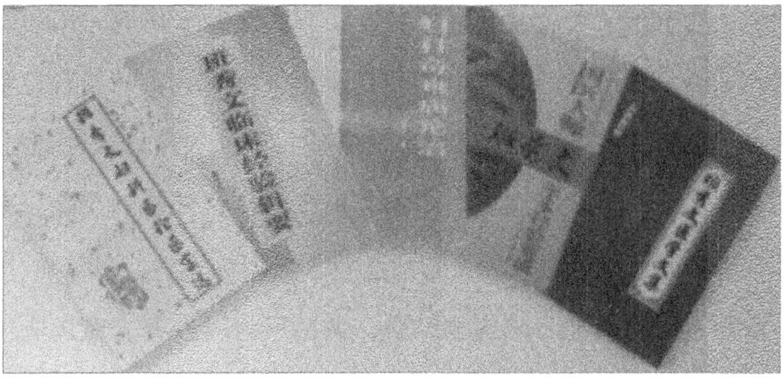

班秀文著作一览

3. 学术传承

刘六桥肇始八桂妇科流派于民国时期，其一，教学成就卓越，深受后人尊重。所著《六桥医话》是其毕生医学经验和学术成就的荟萃。在广西省立南宁医药研究所任教期间编写的《妇科讲义》为八桂地区最早的妇科专著，是当时广西省立南宁医药研究所的妇科教材；该书思路清晰，以辨证施治为指导，根据平日里的阅读积累，结合其临床经验和学术体会编写而成。此书给学生班秀文很大启示，成就了这位后来的国医大师。刘六桥对门生班秀文的赏识与鼓励，其不落俗套的教学方式，其辨证施治，遣方用药的灵活性，都让班秀文深受其益。后来班秀文在《老中医刘六桥》（《广西医疗卫生志史料通讯》）一文中，介绍刘六桥行医之路和中医教学贡献时写道："在临床教学中，其（指刘六桥）更善于诱导，既从严要求，又敢于放手，每一病例均由学生自书病案，分析病情，遣方用药，然后详细复审，指出当否。"由此可见其学术传承中的严格要求和悉心指导。其二，启发后人，桃李芬芳。刘六桥在南宁医药研究所任教的 8 年间，曾获上级颁发乙等嘉禾奖章及奖状，八桂名老中医如黄道存、班秀文、张本、黄荣活等，均出其门，曾是师生情谊亲切无间；俨若音容宛在，犹称道焉。八桂妇科的形成标准主要是刘六桥妇科学术思想的确立与传播，这使得宝贵的经验得以传承，并在日后发展壮大。

班秀文是广西中医学院教授，全国名老中医药专家，广西首批硕士研究生导师，承刘六桥之后的妇科专家。1940 年 9 月起从事中医临床工作，2009 年被评为首届国医大师，从医 60 余年，治学严谨，医德高尚，学验俱丰，擅长治疗内、妇、儿科疑难杂病，对中医经典著作和历代名家学术思想颇有研究。用药常从脾胃入手，主张辨证审慎，用药精专。对中医妇科造诣尤深，注重从肝肾论治，喜用花类之品。治疗月经病，重点在肾，兼顾肝脾，注重活血通络以恢复肾之藏泻功能；治疗崩漏，塞流之中有澄源，澄源之中重复旧，故能达到药到病除，事半功倍的效果；治疗带下分五色，重点调脾，兼治肝肾，治湿为主，兼以治血，血水两治，效果卓越；治疗不孕症辨证与辨病相结合，调治肝肾，使开合藏泻有度，精子卵子如期相遇，故能精足而子嗣。60 多年来重视人才塑造，培养出陈慧侬、黄瑾明、李莉等诸多中医名家，为中医学发展做出了重要贡献。

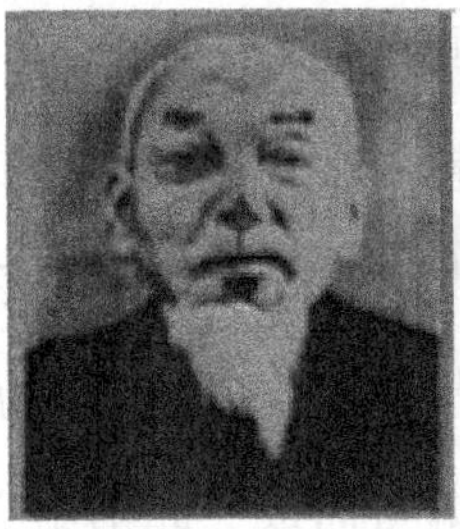
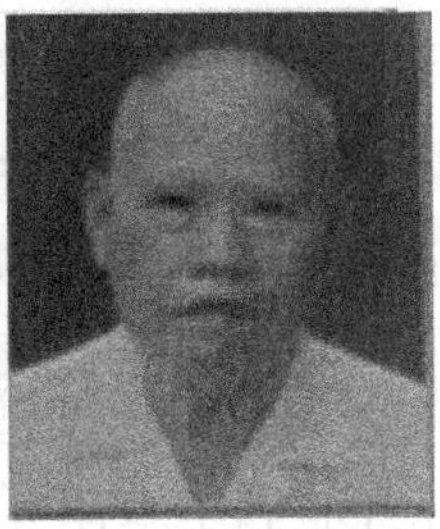

刘六桥老中医　　班秀文教授

骨伤流派形成

1. 流派形成

八桂骨伤流派可溯源于先秦时期。民国·刘锡蕃《岭表纪蛮·杂述》："蛮人以草药医治跌打损伤及痈疽疮毒外科一切杂疾，每有奇效。"此记载的是具有壮医特色的骨伤治疗。新中国成立之前，广西中医骨伤科医师的技术多为家传师授和自学，这些医生散在民间，被百姓称之为"驳骨匠"。善治跌打损伤的中医家有陈善文、李星如、黄信兴、敖肇时、尹鸿钧、尹耀明、梁锡、梁锡恩、阮朝、杨青山等。现代，以老中医陈善文、敖肇时、梁锡恩等，以及全国继承老中医药专家学术经验指导老师李桂文、朱少廷、韦贵康为代表，形成一支流派，擅长以八桂特色的药物和独特整治手法治疗骨伤疾病，在骨伤药物的研制和应用、脊柱相关疾病研究与手法治疗等方面成就突出，并居全国领先地位。

2. 代表人物

（1）陈善文。据《广西通志·医疗卫生志》记载："玉林籍医师陈善文，从青年时代就喜读中医书刊，专心研究中医中药，挖掘民间驳骨秘方，治疗骨折多有奇效。他曾在吴佩孚、张发奎部任军医，治好不少骨伤病人。"陈善文年轻时，从他的契爷赖公那里学得了驳骨的秘方，从此便迷上中医。他以驳骨为主，钻研中医和中草药，在新中国成立前就创制出名闻于世的驳骨水。广西刚解放时，人民解放军在剿匪中活捉了参加国民党后落为匪首的陈善文。他献出"正骨水""云香精"秘方，得到了宽大处理，允许其将功补过。经过劳动改造，陈善文表现很好，逐渐被减刑到最后免刑，成为主治医生、制药厂的副厂长和广西第一届政协委员。1973 年他 91 岁时去世。

（2）敖肇时。上思县人，为著名的骨伤世家，家中祖孙三代都非常善治骨折。百姓受伤有求于敖家，敖家从不推辞。常常无偿为乡亲救治。敖肇时驳骨所用药物，多以草药为主，配以中药的三黄散、土鳖虫等。所用的药物因为自采自制，成本低，功效显著，深受大众欢迎。新中国成立前敖肇时曾在南宁市水巷（今中兴街）正式挂牌行医。

（3）梁锡恩。少林武术技击家出身。善正骨，治疗跌打损伤。新中国成立后在广西省立中医院成立骨伤治疗组，后贡献"十一方"药酒配方造福人民。

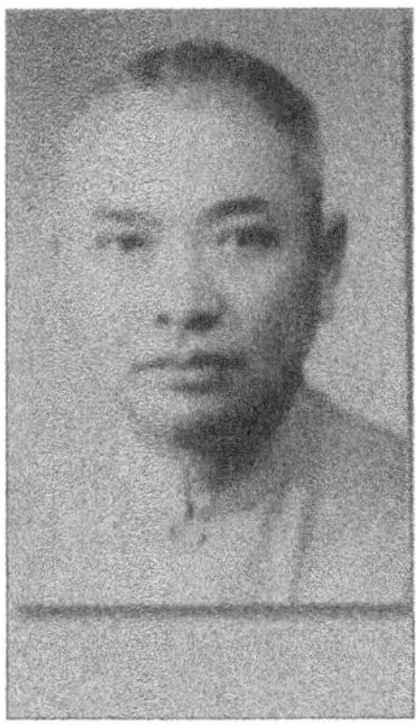

梁锡恩先生

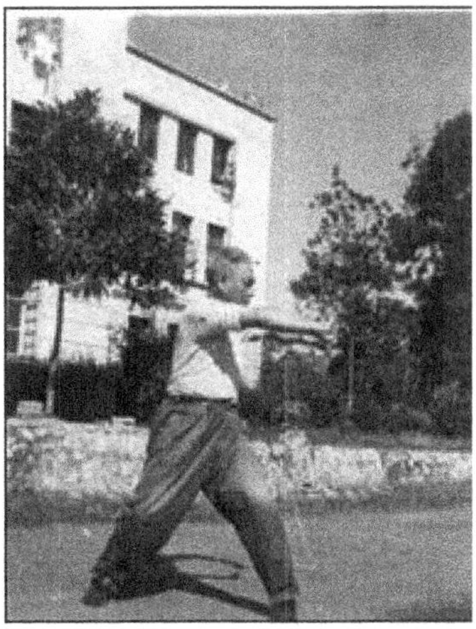

梁锡恩练拳照片

（4）韦贵康。广西宾阳人，教授、主任医师。1964 年毕业于河南平乐正骨学院，被分配到广西中医学院从事教学、医疗、科研工作。曾师从河南正骨学院高云峰、郭维淮，天津骨科医院尚天裕、北京空军总医院冯天有、上海新华医院胡清潭和广西中医学院梁锡恩等，韦贵康教授在总结学习前人医疗经验的基础上，推陈出新，开展了“手法治疗颈椎性血压异常”研究、“脊柱相关性疾病研究”等，创立了韦氏脊柱整治手法，拓展了脊柱相关疾病学的研究领域。

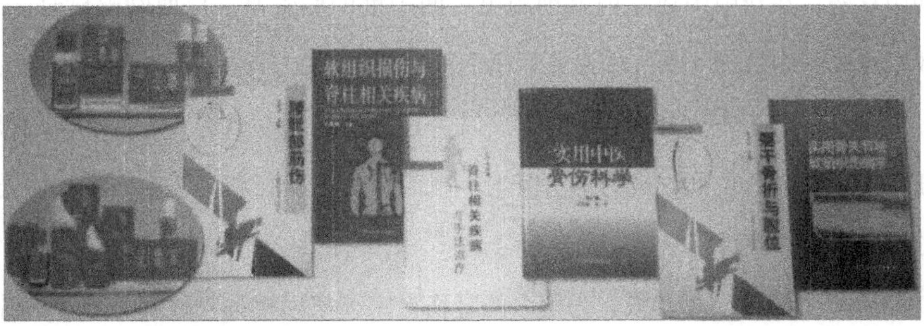

骨伤流派著作

近代中医发展的特点

近代广西中医的发展，可谓处于一个加速时期；与古代相比，这一时期的理论研究有较大进展，学术成就更为丰硕，临床上经验积累也颇为丰富。特别是中医教育方面，政府出资组织成立专门的机构，中医自发组成各种团体、出版中医刊物，增强了中医凝集力与学术交流。这个加速的过程，使得广西中医发展保持了活力，为新中国成立后很快组织中医力量，投入卫生保健工作，建立系统化正规化的中医教育体系，起到了承上启下的作用。纵观历史，近代广西中医发展历程，大致可见以下几个特点：

起步较低，发展较快

广西的中医事业历史悠久，根据考古和史料记载，早在先秦时期广西人就已运用针刺等方法治疗疾病，至春秋战国时盛行。晋唐时期，随着中原文化的不断传入，中医经典《黄帝内经》《伤寒论》《金匮要略》等相继传入，中医在广西逐渐得到普及。广西为壮族的发源地，壮民世代在这块土地上繁衍生息，为了适应其独特的气候与环境，壮族先民数千年来积累了丰富的生存与抗病经验，总结有极具民族特色的疾病防治的方法和理论；少数民族聚居地区的居民，直到现在大多还使用传统壮医手段防病治病。据郭霭春《中国分省医籍考・广西省》一章中记述："自从有了地方史料，就有了医事的记载。"但是自宋以来，广西医疗经验有文字记载的并不多，对中医理论有系统阐述的著作少之又少，能保存到现在的更是凤毛麟角。

北宋庆历年间（1041—1048），广西宜山推官和画工在宜山解剖尸体，绘下《欧希范五脏图》，这是中国医学史上第一张实绘的人体解剖图谱，且原图早已佚失。广西山区多的地理特点，使得历史人物在石刻上留下印记的习惯得以发挥，部分医疗经验被古人刻于石上得以流传。但目前发现从宋代保留至今的石刻不多，而史料记载清代以前有代表性的医家和出版的医学著作更是非常少见。《广西通志·医疗卫生志》中，清代以前的名医仅有 3 人，所以纵观历史，广西中医在早期很长一段时间，水平比较低下。

清代以后，广西历史上有记载的名中医明显增多，对医家验案的记载也更为详尽。近代以后，广西的中医开始有明显的发展。目前所能看到的广西医家著作有 29 部，几乎都是 1840 年后的作品。近代这百余年的时间里，从医著数量明显增多，可以看出广西的临床医疗水平也有了显著提高；医家多著书立说，使经验流传于世。在学术上，西方医学理论传入而出现中西汇通思潮，针灸学术理论出现重大突破，中医界创办社团及出版刊物，等等，各种变化逐一出现。从某种意义上讲，这是近代中医改变以前独门经营，各自为政的行为而采用社会化模式的转变，从而扩大了中医的影响力，更能促进自身发展，属于一种良性循环的生存方式。同时，出现政府创办的中医教育机构，也是一个显著的变化。虽然古代中国朝政上，也有统治阶层开办中医教育的记载，但在近代这个新旧历史交替的时期，在传统中医被质疑的情况下，广西省府却能摆脱束缚，坚持公办中医教育，给广西中医发展提供相对宽松的环境，却是难能可贵的。正因为有广西省府的支持，在近代这百余年的时间里，广西中医发展速度之快为古代无法比拟。

注重普及，加强应用

史志中记载的 61 部广西医籍中，对经典医籍的整理研究著作并不多见，其中对《黄帝内经》的整理研究仅程尹扬、黄周 2 人，《伤寒论》和脉诊的研究著作也不多见，目前流传于世仅清代钟章元《伤寒括要》等，药学专著史志虽有记载，但目前仍尚未得见。广西近代有记录的医籍，大多以方论为主要编写形式，书中有论有方，方论结合。这些方论中的内容囊括了临床内、外、妇、儿、五官、跌打等科的常见病和多发病，在论症的同时详列方药，方药详解后按证加减。典型代表如《不知医必要》《验方新编》等，这些方论可谓“条分缕析，简易详明，俾不知医者，得以遇病检阅，心目了然，按证施方，有所把握”，非常适合广西医疗落后情况的需要，对医疗知识的普及应用起到了非常大的作用。

同时，广西的中医人士所撰医籍，也突出医籍的普及和应用功能，对医学理论的阐发都不很深奥。如黄周《灵素内经体用精蕴》的主导思想就是按择要分类、荟萃精要、中西汇通；钟章元《伤寒括要》采用的是“广稽众说”而“汰其繁杂，撷其精华”。广西近代针灸大家罗兆琚在编撰针灸专著时，也突出讲求一个“便”字，他的著作中用了表格、歌诀等形式，将针灸学中枯燥难记的穴位主治等理论，逐一编排成系统，让读者读来朗朗上口，易于记忆而便于临床使用。

目前能见到的广西医籍，绝大多数有去繁就简的特点，造成这种情况的原因是：中医从早期开始，就是从外省传入广西的，广西本地医家一直以来都是不断在学习医理；而同时期的外省的中医理论水平已经相当高，各种理论学说传到广西时，已基本发展成熟，广西医家在学习后，只要正确使用往往可收良好效果。近代广西医家显著增多，医界较古代繁荣，这也是中医理论在广西普及和应用，其程度普遍增高的结果。另外，这种知识输入的形式，也必然会刺激广西人主动寻找先进技术的欲望，在某种程度上也促进了广西学术与外界的交流。

疫病防治，成效突出

近代广西中医对公共卫生事业十分投入，在疫病的防治上成效突出。在广西成立邕、梧、桂三个医学研究所时，南宁地区医药研究所就曾设有种痘传习班招生。另外，三所医研所在痘疹流行时期，每每派痘医赴广西各地种痘防病，参与预防接种和计划免疫工作。对于鼠疫、霍乱、白喉、痢疾、疟疾、流行性脑膜炎等恶性传染病，中医中药发挥了巨大作用。1917—1919 年，玉林、梧州等地区发生流行性感冒，从夏季发病到冬季严重，患病率 60%～70%，病死率 10%～20%，当时金银花等清热解毒中药应用非常广泛。广西贵县中医卢宏道，曾师于粤港名医陈养斋、罗健农。1939年贵县霍乱流行，卢宏道以木瓜等七味为散，活人数千。又，梧州地区名中医陈务斋，运用中医中药，从1904年起，即于容县、梧州等地对鼠疫、霍乱、天花、痢疾、白喉等疫病进行了有效的防治。在防治的同时，陈氏非常善于总结经验，并且丝毫无保守之嫌。陈氏除了在梧州区医药研究所汇刊上登载防治鼠疫、白喉、痘疹、霍乱等论文外，还在1934年梧州《国民日报》上公开发表白喉的治验，让有效的方法最大范围地造福百姓。陈务斋还因防治疫病有功，被梧州政府通令嘉奖。

重视交流，乐闻新知

广西中医自古以来就比较落后，家传医术逐渐不能满足保障卫生的需要，这一情况在近代被许多有志于从医者所认识。近代以后，广西许多崇医者纷纷离开家乡，主动到中医发达的省份学习深造。从晚清时期起，有机会出省为官的人员，就已经吸收借鉴外省的中医新经验。黄周在山西为官时，曾与山西著名中西结合倡导者杨如候有过交往。1913年在撰写《灵素内经体用精蕴》时就引入杨如候的西医见解来阐发中医经典理论。到近代后期，广西许多著名中医师，都有在外省学习先进理论的经历。如名中医刘惠宁、张汉符、韦来庠、黄啸梅、罗兆琚、颜幼斋、陈善文等，都曾在广东、上海、浙江等地学习中医。而且外省的很多中医，也因为战乱等原因辗转来到广西，从而充实了广西的中医队伍，促进了医疗技术的交流。

民国时期湖南籍中医张子英，在柳州创办的《复兴医药杂志》上，发表了大量外省籍中医的论文和著述，还连载有著名中医人士任应秋等人的学术著作。杂志与中原地区的中医交流甚深，论文内容丰富，有相当的学术水平。《复兴医药杂志》在全国发行，并与国内许多著名中医师有邮件联系，能及时把省外先进的医学理念传入广西，这在很大程度上开拓了广西中医的理论视野。同时，广西医家也在此杂志上踊跃发表论文，促进了广西与外省在中医学术上的交流与学习。

政府扶持，学校教育

1911—1949 年，从开始关注中医师资格审批制度，到用公费开办中医研究所、中医学校，以及各地私立中医学校、中医研究社、医学讲习所学员学历得到承认，所有这一切都是与广西政府对中医的支持态度，以及资金投入以予扶持是分不开的。

当然，近代南京政府颁布的一系列压制中医的条款，广西省府也随之下发到广西各地。但目前尚未发现广西省府对中医有相应施加压力的材料证据。从政府设立邕、梧、桂三个医研所后，政府还下令让其参与公共卫生工作，并对其毕业生予以工作分配。加之 1938 年广西省府出台了适用于本省的《中医管理暂行条例》，具有更为明显的扶持用意。所有这些都使广西中医在南京政府的压抑下得到一息喘机，而具有更为宽松的社会环境。

政府扶持表现最为突出的，应是广西省公立中医教育机构的创建。从 1934 年起到 1949 年，一直坚持了 15 年。作为政府主办的公立中医教育单位，广西虽然创办的时间没有广东、上海等地的时间早，数量也没有其他地方多，但在抵制中医这种扭曲的大环境下所做的努力与维持，能不断为全省输送中医人才，这在中国近代中医教育史上是非常罕见而难能可贵的。据《中国医学通史・近代卷》记载，广东省在 1935 年曾建立过一所公立中医学校，仅仅维持了一年。与之相比，广西省府之举为后世留下了宝贵人才，意义非凡。

参考文献

[1] 广西壮族自治区地方志编委会. 广西通志·医疗卫生志 [M]. 南宁：广西人民出版社，1999.

[2] 黄汉儒. 中国壮医学 [M]. 南宁：广西民族出版社，2000.

[3] 黄汉儒，黄景贤，殷昭红. 壮族医学 [M]. 南宁：广西科学技术出版社，1998.

[4] 王柏灿. 历代壮族医药史料荟萃 [M]. 南宁：广西民族出版社，2006.

[5]《瑶族简史》编写组. 瑶族简史 [M]. 南宁：广西民族出版社，1983.

[6] 覃迅云，李彤. 中国瑶医学 [M]. 北京：民族出版社，2001.

[7] 覃迅云，罗金裕，高志刚. 中国瑶药学 [M]. 北京：民族出版社，2002.

[8] 奉恒高·瑶族通史（上卷）[M]. 北京：民族出版社，2007.